MW01231025

RECETAS DE DIETA MEDITERRÁNEA CETOGÉNICA

Libro de cocina fácil y saludable para principiantes

TABLA DE CONTENIDO

Introducción

En los últimos diez años, numerosos investigadores de la salud han obligado a los médicos y dietistas a cambiar la noción de una dieta saludable. Como resultado, se han realizado nuevos descubrimientos que informan más sobre las verdaderas causas y mecanismos de dolencias perjudiciales como el cáncer, la diabetes y las enfermedades coronarias y, por este motivo, se ha dejado de lado el concepto anterior de alimentación saludable. Las investigaciones recientes han aportado pruebas de los beneficios de las grasas saludables en la dieta, y esto ha llevado al desarrollo de la dieta cetogénica. La dieta cetogénica es una dieta baja en carbohidratos y alta en grasas que se ha convertido en la piedra angular para perder peso rápidamente. Como resultado, la dieta cetogénica se asocia a la mejora de la presión arterial, la glucosa en sangre y los niveles de insulina.

Hay otra dieta que se ha convertido en un régimen nutricional ampliamente aceptado, la dieta mediterránea. La dieta mediterránea es conocida por la prevención de enfermedades coronarias y la longevidad de la vida. Cuando el concepto de dieta cetogénica alta en grasas se combina con la densidad de nutrientes y los factores de estilo de vida de la dieta mediterránea tradicional, sale a la luz una nueva dieta: la dieta mediterránea cetogénica.

La dieta mediterránea cetogénica se caracteriza por contener entre un 7 y un 10 por ciento de hidratos de carbono, entre un 55 y un 65 por ciento de grasas, entre un 25 y un 30 por ciento de proteínas y entre un 5 y un 10 por ciento de alcohol. Es muy fácil fusionar la dieta mediterránea con la dieta cetogénica. Ambas dietas promueven el consumo de alimentos integrales, incluyendo verduras y frutas frescas sin almidón, proteínas procedentes del pescado junto con los huevos, el queso, la carne de ave y de res, altas cantidades de aceites saludables, un consumo moderado de vino tinto y evitar los alimentos procesados o que contengan azúcares, productos químicos o aditivos. La única diferencia en esta dieta es el ligero énfasis en las diferentes fuentes de grasas y el permitir el vino tinto.

En los siguientes capítulos de este eBook, encontrarás más información sobre lo que es la dieta cetogénica y la dieta mediterránea y cómo la combinación de ambas es excelente para ti.

Capítulo 1. Los Fundamentos de la Dieta Mediterránea

¿Qué Es La Dieta Mediterránea?

La dieta mediterránea es un nombre para los ingredientes alimenticios y las recetas que los involucran que se utilizan en los países alrededor del Mar Mediterráneo, como Croacia y Grecia. A medida que las diferentes tribus fluctuaban en la zona, traían sus propias recetas e ideas para preparar los alimentos que encontraban: pescado, aves de corral, aceitunas, trigo, frutas frescas, queso, uvas y yogurt. La población local aprobó las recetas pasándolas de mano en mano, lo que a lo largo de los siglos dio lugar a la dieta mediterránea. La dieta en sí ha sido protegida por la UNESCO como patrimonio cultural. Tradicionalmente no utiliza huevos, ni carne roja y sólo una pizca de alcohol, lo que podría explicar muchos de sus beneficios para la salud, como la disminución del riesgo de enfermedades cardíacas.
Beneficios de la dieta mediterránea
Todo apunta a que la dieta mediterránea protege contra la diabetes de tipo 2, las enfermedades cardíacas, el aumento de peso y el abultamiento de la cintura, sobre todo por la presencia de grasas insaturadas procedentes del pescado y el aceite de oliva, la ausencia de alimentos procesados y el uso de especias en lugar de sal. La diabetes de tipo 2 es una enfermedad perversa causada por un conglomerado de factores, la mayoría de los cuales tienen que ver con la dieta, que afecta casi exclusivamente a los países occidentales. Un diabético de tipo 2 suele tener sobrepeso y un alto riesgo de sufrir enfermedades cardíacas, una mayor circunferencia de cintura y un estilo de vida sedentario que incluye azúcares procesados, demasiada sal y grasas saturadas procedentes de la carne roja. Las opciones de estilo de vida y la exposición al sol en esa latitud se suman a los beneficios de la dieta mediterránea para la salud, ya que proporcionan a la persona aire fresco, actividad física y vitamina D.
¿Por qué es buena la dieta mediterránea?
Una dieta saludable consiste en tomar decisiones sabias a diario. La dieta mediterránea es el resultado de innumerables decisiones acertadas tomadas por personas que querían vivir una vida larga, activa y productiva y eligieron una dieta que les ayudara a mantenerse en forma

hasta una edad avanzada. Los mayores problemas de las personas de edad avanzada son la debilidad crónica, el aumento de peso y la falta de movilidad, lo que hace que dependan de su familia para mantenerse activos. Esto provoca una enorme cantidad de estrés y ansiedad para todos los implicados, pero no es necesario que los ancianos sean necesariamente temblorosos y débiles; no hay razón para que una persona no pueda mantenerse en forma y activa si se alimenta con una dieta mediterránea adecuada y nutritiva.

¿En qué consisten la dieta y el estilo de vida mediterráneos?

Las grasas insaturadas del aceite de oliva y los ácidos grasos omega-3 del pescado son dos ingredientes dietéticos clave de la dieta mediterránea; el sol y la vitamina D son dos ingredientes clave del estilo de vida mediterráneo. La medicina sigue investigando por qué las grasas insaturadas y los ácidos grasos omega-3 son saludables para el corazón, pero parece que ambos reducen la cantidad de colesterol malo, el LDL, y protegen las arterias de la inflamación que conduce a la aterosclerosis. Las enfermedades del corazón son extremadamente complejas, pero la causa fundamental parece ser una dieta desequilibrada y pobre en grasas saludables, como la que se obtiene de las verduras y el pescado. El sol estimula la circulación y levanta el ánimo, mientras que la vitamina D sirve de protección para el corazón y el sistema inmunológico. Estas cuatro cosas – grasas insaturadas, ácidos grasos omega-3, sol y vitamina D – parecen ser la combinación más saludable para la longevidad, la forma física y el buen humor.

Dieta ceto y dieta mediterránea

La definición de la dieta "ideal" sigue cambiando a medida que se realizan más investigaciones. Las dietas bajas en grasas estuvieron de moda hasta que se descubrió que no eran beneficiosas para la salud o la pérdida de peso. Ahora sabemos que la grasa es buena.
En este artículo se comparan las diferencias y similitudes entre la dieta cetogénica y la dieta mediterránea.

La Dieta Cetogénica

Creada inicialmente en 1920 como una forma de terapia para los niños epilépticos, la dieta cetogénica, que es una dieta baja en carbohidratos, se ha utilizado popularmente desde entonces.
Se trata de una dieta alta en grasas (70-80%), moderada en proteínas (15-20%) y baja en carbohidratos.
La dieta cetogénica tiene como objetivo llevar al organismo a un estado cetótico en el que se agotan todas las reservas de carbohidratos del cuerpo. La cetosis es beneficiosa para la salud y podría ayudar a prevenir algunas enfermedades crónicas.
Los alimentos cetogénicos son:
1. Proteínas animales como el pescado, la carne de vacuno, los huevos, las aves de corral y las vísceras.
2. Verduras bajas en carbohidratos y sin almidón
3. Cero azúcares, harina o alimentos refinados.
4. Poca o ninguna fruta. Sólo se permite la fruta con bajo contenido de azúcar, como las bayas.
5. Grasas en forma de mantequilla, nuez, aceites saludables y aguacate.
Dieta Mediterránea
La popular dieta mediterránea se basa en el estilo de vida de los habitantes de los países mediterráneos (España, Francia e Italia) entre 1940 y 1950. Aunque hay una ligera variación en la dieta real. Según las investigaciones, el menú se compone de un 50% de carbohidratos, un 30% de grasas y un 29% de proteínas.
Los alimentos mediterráneos incluyen:
1. Frijoles y legumbres como lentejas y guisantes
2. Frutas y verduras ricas
3. Granos blancos como la quinoa, el arroz integral
4. Reducción de la cantidad de productos cárnicos.
5. Pocos o ningún alimento procesado, harina o azúcar.
6. Consumo moderado de vino
7. Un producto lácteo como el queso y el yogurt.
8. El pescado como principal fuente de proteínas para los no vegetarianos.
Tras descubrirse que esta dieta reduce el riesgo de enfermedades crónicas, incluidas las cardíacas, se convirtió en una recomendación favorable. Estos beneficios se atribuyen al ácido oleico contenido en el aceite de oliva y a los polifenoles del vino tinto.

Similitudes entre la Dieta Cetogénica y la Dieta Mediterránea

1. Consumo de Sodio
Ambas promueven la ingesta de sodio. La dieta mediterránea es rica en sal como resultado de los aderezos aceitosos con mayores cantidades de sal y alimentos como el queso, las aceitunas y las anchoas. La dieta Keto fomenta la adición de sales adicionales para mantener el equilibrio de los electrolitos ya que las comidas son bajas en sal.

2. Alimentos Sanos
Ambas promueven el consumo de proteínas y verduras frescas y no permiten el uso de productos químicos, azúcares, alimentos procesados o aditivos.

3. Beneficios para la Salud
Hay muchos beneficios para la salud. La dieta ceto reduce los niveles de colesterol total y LDL, reduce los niveles de triglicéridos y aumenta los niveles de colesterol HDL, lo que podría ser beneficioso para las personas con diabetes de tipo 2 y para combatir algunos tipos de cáncer. La dieta mediterránea aboga por el uso del aceite de oliva, el cual se ha descubierto que reduce el riesgo de enfermedades cardíacas, muerte y accidente cerebrovascular.

Diferencias entre la Dieta Cetogénica y la Dieta Mediterránea

Entre ellas se encuentran:
Consumo de Grasas
La dieta mediterránea tiene un porcentaje de grasa más bajo que la dieta cetogénica. La dieta mediterránea también aboga por el uso de insaturados como los que se obtienen del pescado y de los aceites, mientras que los alimentos cetogénicos incluyen tanto aceites saturados como no saturados.
Consumo de Carbohidratos

La dieta mediterránea aboga por un alto contenido de carbohidratos, grasas saludables y nada de azúcares refinados, mientras que la dieta cetogénica restringe los carbohidratos en todas sus formas.
Conclusión
Ambas son beneficiosas para la salud. Es aconsejable comenzar con la dieta mediterránea antes de pasar a la dieta cetogénica.

Dieta Mediterránea Cetogénica
La dieta cetogénica mediterránea implica un 5-10% de alcohol, un 7-10% de carbohidratos, un 55-65% de grasas y un 22-30% de proteínas.
Los alimentos incluyen:
1. Verduras sin almidón y muchas ensaladas.
2. Muchos aceites saludables, como el aceite de oliva
3. Consumo moderado de vino
4. Principal fuente de proteínas: pescado graso, carne magra, queso y huevos

Al igual que la dieta cetogénica, hay una restricción total de azúcares, harinas y almidones. La única diferencia es que la fuente de grasa es diferente a la de la dieta cetogénica y el vino tinto está permitido.

La Dieta Cetogénica Mediterránea.

¿Alguna vez te has preguntado qué plan de alimentación se crearía al mezclar la misteriosa dieta mediterránea con una dieta cetogénica estructurada? Aquí es donde entra la dieta cetogénica mediterránea. Los componentes críticos de esta dieta incluyen el aceite de oliva, el vino tinto, el pescado y la ensalada.
Algunos de los puntos críticos de una dieta cetogénica estructurada son:
1. La principal fuente de proteínas era el pescado.
2. Cada día, se pidió al sujeto que bebiera cantidades moderadas de vino.
3. Los carbohidratos se obtienen principalmente de las ensaladas y las verduras verdes.
4. Calorías no restringidas: comer alimentos ricos en grasas crea una sensación de saciedad, y esto ayuda a suprimir el hambre.

Sujetos de Investigación de la Dieta Cetogénica Mediterránea

Este estudio de 12 semanas se llevó a cabo con 40 sujetos obesos con un promedio de Índice de Masa Corporal de 37; se basó en la sustitución de su dieta habitual, que promueve la diabetes, por una dieta rica en carbohidratos en un 50%. La investigación tuvo éxito.
Se utilizaron tiras de sangre de cetona para confirmar los niveles de cetona cada mañana. Me temo que tengo que estar en desacuerdo con esto porque si se utilizara en su lugar la prueba de cetona en orina, el resultado sería incorrecto después de 2 o 3 semanas.
Los resultados de este estudio incluyen:
1. Estos sujetos redujeron su peso a 208 libras, desde las 240 libras iniciales.
2. Evidente pérdida de grasa en lugar de pérdida de músculo
3. Reducción de la presión arterial
4. Mejora de los lípidos sanguíneos.
5. Aumento del colesterol HDL
6. Reducción de los niveles de glucosa en sangre en unos 29 mg/dl
7. Reducción de los niveles de triglicéridos, lo que a su vez reduce los riesgos de cáncer, derrame cerebral y enfermedades cardíacas.

Siete Principios Clave de la Dieta Cetogénica Mediterránea

1. En muchas ocasiones, nos saltamos las comidas, ingerimos comidas pesadas seguidas de periodos sin comer.

Aunque las comidas pesadas aportan los nutrientes imprescindibles para funcionar al máximo, al tiempo que garantizan que nuestro peso sea saludable, no es aconsejable comerlas durante todo el día. Intenta no merendar. En las dietas mediterráneas actuales, los griegos son conocidos por ayunar durante unos tres meses, esto es responsable de los beneficios de una mayor función mental, y una mejor función del corazón.

2. Verduras de Hoja Verde
Es esencial incluir verduras de hoja verde o crucíferas en cada comida. Contienen sustancias químicas que mejoran la inmunidad y combaten el cáncer. Aunque la cantidad a consumir depende cada persona.

3. En lugar de alimentos dulces, come alimentos amargos
Al igual que las crucíferas y las verduras verdes, los alimentos amargos como las cebollas, las verduras amargas, el vino tinto amargo, las hierbas

y el ajo son ricos en sustancias químicas que mejoran la inmunidad del organismo. Evitan que las papilas gustativas se vuelvan adictas a los alimentos dulces y potencialmente insalubres. Los alimentos amargos también ayudan a la desintoxicación.

4. Minimizar la cantidad
La mayoría de las dietas eficaces implican algún tipo de restricción de carbohidratos para reducir la glucosa en la sangre y suprimir la insulina, al tiempo que ayudan al cuerpo a eliminar las toxinas. Aunque no existe un valor estándar, la cetosis nutricional necesita menos de 20 a 25 gramos cada día, mientras que la dieta muy baja o baja en carbohidratos está entre 0 y 150 gramos cada día. Las fuentes de carbohidratos pueden ser la batata, las moras y la yuca. Suelen optimizarse más rápidamente después del ejercicio.

5. Consumir grandes cantidades de grasa
Una dieta cetogénica intermitente estricta se basa en amplias cantidades de grasa. El aceite monoinsaturado utilizado en la dieta mediterránea es una buena idea. Utiliza la nata rica, el aceite de palma, la macadamia, el aguacate y el aceite de coco especialmente para aderezar, y con moderación.

6. Realizar ejercicios de rutina.

Participar en períodos de ejercicios que incluyan el entrenamiento de resistencia y el levantamiento de pesas.
Es importante saber que los habitantes del Mediterráneo realizan una importante rutina de ejercicios. Suelen dar paseos y levantar objetos pesados. La contracción muscular produce sustancias químicas que luchan contra el cáncer y la inflamación.

Las R: Relajación, Recuperación y Reposo
En una sociedad que está siempre en movimiento, restringimos la definición de un estilo de vida saludable a sólo el bien y la productividad. Seguimos necesitando suficiente descanso en varios aspectos, como el sueño, que mejora el metabolismo, regula los niveles de glucosa en sangre y refuerza la inmunidad. Puedes ocuparte de tu mente y también relajarte socializando y leyendo. Otras actividades como la jardinería pueden requerir el uso de tu mente...

La mente, al igual que el cuerpo, necesita rejuvenecerse.

Estos siete principios fundamentales me han resultado beneficiosos para mantener un estilo de vida y peso saludables. También me han ayudado a nutrir mi mente y mi cuerpo.
Durante unas vacaciones recientes, algunas actividades físicas intensas me mostraron cómo he seguido inconscientemente estos principios.
Recuerdo que mi abuelo seguía principios similares. Aunque parte de su dieta podría no coincidir con los principios de un estilo de vida cetogénico mediterráneo, hay bastantes similitudes.

Capítulo 2. Sobre las grasas: Aceite de oliva extra virgen

Razones que Demuestran que el Aceite de Oliva Extra Virgen es El Aceite Más Saludable que Existe

Son muchas las controversias que rodean la inclusión de grasas en la dieta.

Es habitual que la gente discuta sobre los aceites de semillas, las grasas animales y casi cualquier tipo de grasa.

Sin embargo, de todas estas grasas, el aceite de oliva extra virgen es una grasa con la que mucha gente parece estar de acuerdo.

El aceite de oliva, un elemento básico de la dieta mediterránea, es una grasa tradicional que se ha incluido regularmente en las dietas de algunas de las poblaciones más sanas del mundo.

Además, se han realizado algunos estudios sobre los beneficios del aceite de oliva para la salud.

Los investigadores descubrieron que los antioxidantes y los ácidos grasos que contiene el aceite de oliva son los responsables de sus importantes beneficios para la salud, como la reducción del riesgo de enfermedades cardíacas.

Aceite de oliva - Definición y Procesos de Producción

El aceite de oliva se extrae de las aceitunas, el fruto que producen los olivos.

El procedimiento es sencillo, las aceitunas se prensan y la oliva empieza a caer.

Aunque el aceite de oliva es un tema importante, su apariencia puede ser engañosa. Los aceites de oliva de mala calidad pueden obtenerse con el uso de productos químicos o incluso mezclándolos con otros aceites menos caros.

Por ello, es esencial comprar aceite de oliva auténtico

El tipo más auténtico es el aceite de oliva extra virgen. Se procesa de forma natural y se comprueban las impurezas y algunas propiedades sensoriales como el olor y el sabor.

El auténtico aceite de oliva extra virgen tiene un sabor peculiar y es rico en antioxidantes fenólicos, y éste es el principal ingrediente responsable de los beneficios derivados del aceite de oliva natural.

Además, algunos aceites de oliva son saludables, procesados o "finos", se obtienen mediante el uso de disolventes, o calor, se han utilizado aceites baratos como el de canola y soja para diluir algunos de ellos.

Esta es la razón por la que el aceite de oliva extra virgen es el único tipo que yo sugeriría.

Nutrientes que contiene el aceite de oliva extra virgen
El aceite de oliva extra virgen es moderadamente nutritivo.
El aceite de oliva contiene cantidades moderadas de vitamina K y E y muchos ácidos grasos esenciales.
La composición nutricional de 100g de aceite de oliva es:
Vitamina E: 75% de la CDR
Omega-3: 0,76% de las CDR
Vitamina K: 75% de la CDR
Grasas saturadas: 13,8% de la CDR
Omega-6: 9,7% de la CDR
Grasas monoinsaturadas: 73% de la CDR (casi todo el ácido oleico)

Sin embargo, el principal beneficio del aceite de oliva extra virgen está en la composición de antioxidantes
Los antioxidantes son compuestos orgánicos que ayudan a prevenir enfermedades
Los antioxidantes vitales que contiene incluyen la oleuropeína, que previene la oxidación del colesterol LDL, y el oleocanthal, que es un potente compuesto antiinflamatorio.

El Aceite de Oliva Extra Virgen contiene compuestos Anti-Inflamatorios
Se cree que la mayoría de las enfermedades se deben a la inflamación crónica, como el cáncer, la diabetes, la artritis, los síndromes metabólicos, el Alzheimer y las enfermedades cardíacas.
Algunas hipótesis sugieren que las propiedades antiinflamatorias del aceite de oliva son las responsables de la mayoría de sus beneficios.
Las pruebas sugieren que el principal ácido graso contenido en el aceite de oliva, el ácido oleico, puede ayudar a reducir sustancias inflamatorias como la proteína C reactiva.
Sin embargo, las importantes propiedades antiinflamatorias se deben a los antioxidantes que contiene el aceite de oliva, especialmente el oleocanthal, del que se ha descubierto que produce efectos similares al ibuprofeno, un fármaco antiinflamatorio muy utilizado.
Diversos estudios han estimado que la cantidad de oleocanthal presente en 3 ó 4 cucharadas (unos 50 ml.) de aceite de oliva extra virgen actúa de

la misma manera que el 10% de la dosis de ibuprofeno en un adulto para aliviar el dolor.
Otra investigación también descubrió que el compuesto presente en el aceite de oliva podría suprimir las proteínas y los genes que promueven la inflamación.
Recuerda que la inflamación crónica de bajo nivel suele ser leve y el daño se produce después de muchos años o décadas.

El Aceite de Oliva Virgen Extra Protege Contra las Enfermedades del Sistema Cardiovascular
Las enfermedades del sistema cardiovascular, como los accidentes cerebrovasculares o las cardiopatías, son las causas más frecuentes de muerte en todo el mundo.
Muchos investigadores han descubierto que la mortalidad derivada de estas enfermedades es baja en determinadas zonas, como los países de la ribera del mar Mediterráneo.
Esta investigación despertó la curiosidad de la gente por la Dieta Mediterránea, que se supone que imita los hábitos alimenticios de los habitantes de esos países.
Las investigaciones sobre la dieta mediterránea han descubierto que puede ayudar a combatir las enfermedades del corazón. Según un importante estudio, reduce en un 30% los accidentes cerebrovasculares, las muertes y los infartos de miocardio.
Estos son algunos de los mecanismos con los que el aceite de oliva extra virgen previene las enfermedades del corazón
Reduce la inflamación: Como se ha dicho anteriormente, el aceite de oliva es antiinflamatorio; la inflamación es responsable de la mayoría de las enfermedades del corazón.
Colesterol LDL: El aceite de oliva evita la oxidación del colesterol LDL, el cual es un proceso importante en el desarrollo de enfermedades del corazón
Mejora las funciones del endotelio: El endotelio es la capa interna de los vasos sanguíneos; el aceite de oliva mejora la función endotelial.

Otros Beneficios para la Salud
Aunque se estudia sobre todo por sus beneficios para la salud, el consumo de aceite de oliva también tiene algunas ventajas
El aceite de oliva y el cáncer

Una de las principales causas de muerte es el cáncer. El cáncer está causado por el crecimiento ilimitado de las células del cuerpo.
Las investigaciones han descubierto que los habitantes del Mediterráneo tienen un riesgo moderadamente reducido de padecer cáncer y hay algunas teorías que sugieren que podría deberse al aceite de oliva.
El ácido oleico presente en el aceite de oliva evita la oxidación y se ha descubierto que es beneficioso para proteger contra los genes que promueven el cáncer.
Algunas investigaciones in vitro han descubierto que algunas sustancias del aceite de oliva pueden combatir el cáncer a nivel molecular.
Sin embargo, no se han realizado ensayos en humanos que demuestren que el aceite de oliva pueda prevenir el cáncer.

El aceite de oliva y la Enfermedad de Alzheimer
La enfermedad neurodegenerativa más común en el mundo es la enfermedad de Alzheimer, que también es una causa importante demencia
La enfermedad de Alzheimer está causada por la acumulación de productos proteicos conocidos como placas beta-amiloides en neuronas específicas del cerebro.
Un ensayo con humanos descubrió que una dieta mediterránea rica en aceite de oliva tiene efectos beneficiosos sobre las funciones del cerebro y disminuye los riesgos asociados al deterioro mental.

¿Se Puede Utilizar Para Preparar Tus Comidas?
La cocción puede provocar la oxidación de los ácidos grasos. Esto significa que reaccionan con el oxígeno y se destruyen.
Esto se debe principalmente a los dobles enlaces de las moléculas de ácidos grasos.
Por ello, las grasas saturadas (sin dobles enlaces) no se destruyen fácilmente con el aumento de la temperatura; en cambio, las grasas poliinsaturadas (con muchos dobles enlaces) son susceptibles y se destruyen.
El aceite de oliva, rico en ácidos grasos monoinsaturados (sólo un doble enlace), no se destruye fácilmente con el calor.
Una de las investigaciones consistió en calentar el aceite extra virgen a una temperatura de 356 grados Fahrenheit (180 grados Celsius) durante un periodo de 36 horas. El aceite de oliva no se destruyó fácilmente.

En otra investigación se realizaron frituras con aceite de oliva y los niveles nocivos sólo se alcanzaron después de unas 24-27 horas.
En resumen, el aceite de oliva no es perjudicial ni siquiera cuando se cocina a temperaturas moderadamente altas.

Capítulo 3. Recetas para Desayunar

1. Frittata al Estilo Griego con Espinacas y Queso Feta

Tiempo de Preparación: 10 minutos.
Tiempo de Cocción: 3.5-4 horas a baja temperatura.
Porciones: 6.
Ingredientes:

- 2 tazas de espinacas, frescas o congeladas
- 8 huevos, ligeramente batidos
- 1 taza de yogurt natural
- 1 cebolla pequeña, cortada en trozos pequeños
- 2 pimientos rojos asados, pelados
- 1 diente de ajo machacado
- 1 taza de queso feta desmenuzado
- 2 Cucharadas de mantequilla ablandada
- 2 Cucharadas de aceite de oliva
- Sal y pimienta al gusto
- 1 cucharadita de orégano seco

Instrucciones:
1. Saltear la cebolla y el ajo durante 5 minutos. Añadir las espinacas y calentar durante 2 minutos más. Dejar enfriar la mezcla.
2. Asar los pimientos rojos en una sartén seca o bajo la parrilla. Pelarlas y cortarlas en trozos pequeños. Puedes utilizar pimientos asados de bote, pero utiliza los que no tienen vinagre.
3. En otro tazón, batir los huevos, el yogurt y los condimentos. Combinar bien.
4. Añadir los pimientos y la mezcla de cebolla. Mezclar de nuevo.
5. Desmenuzar el queso feta con un tenedor y añadirlo a la frittata.
6. Engrasar el fondo y las paredes de la olla de cocción lenta con mantequilla. Verter la mezcla.
7. Tapar, cocinar a fuego lento durante 3,5-4 horas.

Valores nutricionales por porción: neto C 9g; P 18g; G 25g

Servir con rodajas de aguacate espolvoreadas con parmesano rallado.

2. Pastel de Queso y Coliflor

Tiempo de Preparación: 5 minutos.
Tiempo de Cocción: 4 horas a fuego lento.
Porciones: 6.
Ingredientes:

- 1 cabeza de coliflor, cortada en ramilletes
- ½ taza de queso crema
- ¼ taza de crema batida
- 2 Cucharadas de manteca de cerdo (o mantequilla, si se prefiere)
- 1 Cucharada de manteca de cerdo (o mantequilla, si se prefiere) para engrasar la olla de cocción lenta
- 1 cucharadita de sal
- ½ cucharadita de pimienta negra fresca molida
- ½ taza de queso amarillo, cheddar, rallado
- 6 rebanadas de tocino, crujientes y desmenuzadas

Instrucciones:
1. Engrasar la olla de cocción lenta.
2. Añadir todos los ingredientes, excepto el queso y el tocino.
3. Cocinar a fuego lento durante 3 horas.
4. Abrir la tapa y añadir el queso. Volver a tapar y cocinar durante una hora más.
5. Cubrir con el tocino y servir.

Nutrición:
Calorías: 278
Grasa: 15g
Carbohidratos Netos: 3g
Proteínas: 32g
Fibra: 1g
Carbohidratos Netos: 2g

3. Tazón de Brunch de Brócoli con Jamón y Queso

Tiempo de Preparación: 5 minutos.
Tiempo de Cocción: 8 horas a fuego lento.
Porciones: 6.
Ingredientes:

- 1 una cabeza de brócoli mediana, cortada en trozos pequeños
- 4 tazas de caldo de verduras
- 2 Cucharadas de aceite de oliva
- 1 cucharadita de semillas de mostaza molidas
- 3 dientes de ajo picados
- Sal y pimienta al gusto
- 2 tazas de queso cheddar rallado
- 2 tazas de jamón en cubos
- Una pizca de pimentón

Instrucciones:
1. Añadir todos los ingredientes a la olla de cocción lenta en el orden de la lista.
2. Tapar, cocinar a fuego lento durante 8 horas.

Nutrición:
Calorías: 690
Grasa: 48g
Carbohidratos: 16g
Proteínas: 40g
Fibra: 3g
Carbohidratos Netos: 13g

4. Calabacín y Espinacas con Tocino

Tiempo de Preparación: 10 minutos.
Tiempo de Cocción: 6 horas a fuego lento.
Porciones: 6.
Ingredientes:

- 8 rebanadas de tocino
- 1 Cucharada de aceite de oliva
- 4 calabacines medianos, cortados en cubos
- 2 tazas de espinacas baby
- 1 cebolla roja, cortada en cubos
- 6 dientes de ajo, cortados en rodajas finas
- 1 taza de caldo de pollo
- Sal y pimienta al gusto

Instrucciones:

1. En una sartén, calentar el aceite de oliva, dorar el tocino durante 5 minutos. Romperlo en trozos en la sartén.
2. Colocar el resto de los ingredientes en la olla de cocción lenta, verter el tocino y la grasa de la sartén sobre los ingredientes.
3. Tapar, cocinar a fuego lento durante 6 horas.

Nutrición:

Calorías: 171
Grasa: 16g
Carbohidratos Netos: 6g
Proteínas: 2g
Fibra: 2g
Carbohidratos: 8g

5. Pizza de Pepperoni con Corteza de Carne

Tiempo de Preparación: 5 minutos.
Tiempo de Cocción: 4 horas a fuego lento.
Porciones: 6.
Ingredientes:

- 2.2. libras de carne molida magra
- 2 dientes de ajo picados
- 1 Cucharada de cebollas secas fritas
- Sal y pimienta al gusto
- 2 tazas de mozzarella rallada

- 1 ¾ taza de salsa para pizza preparada sin azúcar
- 2 tazas de queso amarillo rallado, cheddar
- ½ taza de pepperoni en rodajas

Instrucciones:
1. En una sartén, dorar la carne con los condimentos juntos.
2. Mezclar la carne con el queso.
3. Untar la olla de cocción lenta con mantequilla y distribuir la corteza uniformemente en el fondo.
4. Verter la salsa para pizza sobre la masa y repartirla uniformemente.
5. Cubrir con el queso y distribuir las rodajas de pepperoni.
6. Tapar, cocinar a fuego lento durante 4 horas.

Nutrición:
Calorías: 221
Grasa: 9g
Carbohidratos Netos: 8g
Proteínas: 21g
Fibra: 2g
Carbohidratos: 10g

6. La Mejor Quiche Lorraine

Tiempo de Preparación: 5 minutos.
Tiempo de Cocción: 4 horas a fuego lento.
Porciones: 8.
Ingredientes:

- 1 Cucharada de mantequilla
- 10 huevos, batidos
- 1 taza de nata espesa
- 1 taza de queso cheddar rallado
- Una pizca de pimienta negra recién molida
- 10 tiras de tocino, crujientes y desmenuzadas
- ½ taza de espinacas frescas picadas

Instrucciones:

1. Untar con mantequilla la olla de cocción lenta.
2. En un tazón grande, mezclar todos los ingredientes, excepto el tocino desmenuzado.
3. Pasar la mezcla a la olla de cocción lenta, espolvorear el tocino por encima.
4. Tapar, cocinar a fuego lento durante 4 horas. (En los últimos 15 minutos, vigilar cuidadosamente para no pasarse de cocción).

Nutrición:
Calorías: 260
Grasa: 21g
Carbohidratos Netos: 4g
Proteínas: 14g
Fibra: 1g
Carbohidratos: 5g

7. Pizza de Espinacas y Salchichas

Tiempo de Preparación: 5 minutos.
Tiempo de Cocción: 4-6 horas a fuego lento.
Porciones: 8.
Ingredientes:

- 1 Cucharada de aceite de oliva
- 1 taza de carne picada magra
- 2 tazas de salchicha de cerdo picante
- 2 dientes de ajo picados
- 1 Cucharada de cebollas secas fritas
- Sal y pimienta al gusto
- 1 ¾ tazas de salsa para pizza preparada sin azúcar
- 3 tazas de espinacas frescas
- ½ taza de pepperoni en rodajas
- ¼ taza de aceitunas negras sin hueso, en rodajas
- ¼ taza de tomates secos picados
- ½ taza de cebollas tiernas picadas
- 3 tazas de mozzarella rallada

Instrucciones:

1. En una sartén, calentar el aceite de oliva. Dorar la carne de res y luego la de cerdo. Escurrir el aceite de ambas carnes, mezclarlas.
2. Verter la carne en la olla de cocción lenta. Repartir uniformemente y presionar.
3. Alternar en capas: salsa de pizza, aderezos y queso.
4. Tapar y cocinar a fuego lento durante 4-6 horas.

Nutrición:

Calorías: 259
Grasa: 13g
Carbohidratos: 5g
Proteínas: 16g
Fibra: 2g; Carbohidratos Netos: 7g

8. Pastel de Berenjena y Salchicha

Tiempo de Preparación: 10 minutos.
Tiempo de Cocción: 4 horas a fuego lento.
Porciones: 6.
Ingredientes:

- 2 tazas de berenjena cortada en cubos, salada y escurrida
- 1 Cucharada de aceite de oliva
- 2.2 libras de salchicha de cerdo picante
- 1 Cucharada de salsa Worcestershire
- 1 Cucharada de mostaza
- 2 latas normales de tomates italianos cortados en cubos
- 1 tarro de passata de tomate
- 2 tazas de queso mozzarella rallado

Instrucciones:

1. Engrasar la olla de cocción lenta con aceite de oliva.
2. Mezclar la salchicha, la salsa Worcestershire y la mostaza. Verter la mezcla en la olla de cocción lenta.
3. Cubrir la mezcla de carne con la berenjena.
4. Verter los tomates sobre la mezcla, espolvorear con queso rallado.
5. Tapar, cocinar a fuego lento durante 4 horas.

Nutrición:
Calorías: 467
Grasa: 41g
Carbohidratos: 3g
Proteínas: 20g
Fibra: 2g
Carbohidratos Netos: 1g

9. Pastel de Corazones de Alcachofa de Tres Quesos

Tiempo de Preparación: 5 minutos.
Tiempo de Cocción: 2 horas a fuego alto.
Porciones: 6.
Ingredientes:

- 1 taza de queso cheddar rallado
- ½ taza de queso parmesano seco
- 1 taza de queso crema
- 1 taza de espinacas picadas
- 1 diente de ajo machacado
- 1 tarro de corazones de alcachofa picados
- Sal y pimienta al gusto

Instrucciones:
1. Colocar todos los ingredientes en la olla de cocción lenta. Mezclar ligeramente.
2. Tapar, cocinar a fuego alto durante 2 horas.

Nutrición:
Calorías: 141
Grasa: 11.5g
Carbohidratos: 0.6g
Proteínas: 8.9g
Fibra: 0g
Carbohidratos Netos: 0.5g

10. Huevos con Tomate

Tiempo de Preparación: 5 minutos
Tiempo de Cocción: 5 minutos
Porciones: 2
Ingredientes:

- 1 tomate picado
- 1 cucharadita de aceite de girasol
- 1 taza de perejil fresco picado
- 3 huevos, batidos
- 1 oz. de queso feta desmenuzado

Instrucciones:

1. Calentar el aceite de girasol en la sartén.
2. A continuación, añadir los tomates picados y el perejil—Cocinar los ingredientes durante 2 minutos.
3. A continuación, añadir los huevos y revolver bien la mezcla.
4. Cocinar el plato durante 2 minutos más, añadir el queso feta y revolver bien. Cocinar la comida durante 1 minuto más.

Nutrición:
Calorías 169
Proteína 11.5g
Carbohidratos 4.2g
Grasa 12.2g
Fibra 1.4g
Colesterol 258mg

11. Ensalada de Tomates Secos al Sol

Tiempo de Preparación: 15 minutos
Tiempo de Cocción: 0 minutos
Porciones: 4
Ingredientes:

- 1 taza de tomates secos picados
- 4 huevos duros, pelados y picados
- ½ taza de aceitunas sin hueso, picadas
- 1 cebolla roja pequeña, finamente picada
- ½ taza de yogurt griego
- 1 cucharadita de jugo de limón
- 1 cucharadita de condimentos italianos

Instrucciones:

1. En la ensaladera, mezclar todos los ingredientes y agitar bien.

Nutrición:

Calorías 120
Proteína 8.8g
Carbohidratos 5.9g
Grasa 7.1g
Fibra 1.5g

12. Tazón Griego

Tiempo de Preparación: 10 minutos
Tiempo de Cocción: 7 minutos
Porciones: 6
Ingredientes:

- ¼ taza de yogurt griego
- 12 huevos
- ¼ cucharadita de pimienta negra molida
- ½ cucharadita de sal
- 1 cucharada de aceite de aguacate
- 1 taza de tomates cherry picados
- 1 taza de quinoa cocida
- 1 taza de cilantro fresco picado
- 1 cebolla roja, cortada en rodajas

Instrucciones:

1. Hervir los huevos en el agua en 7 minutos. A continuación, enfriarlos en el agua fría y pelarlos.
2. Picar los huevos en trozos grandes y ponerlos en la ensaladera.
3. Añadir el yogurt griego, la pimienta negra molida, la sal, el aceite de aguacate, los tomates, la quinoa, el cilantro y la cebolla roja.
4. Agitar bien la mezcla. Servir.

Nutrición:

Calorías 253
Proteína 16.2g
Carbohidratos 22.4g
Grasa 11g
Fibra 2.9g

13. Avena Matutina

Tiempo de Preparación: 5 minutos
Tiempo de Cocción: 0 minutos
Porciones: 2
Ingredientes:

- 1 oz. de pecanas, picadas
- ¼ taza de avena
- ½ taza de yogurt natural
- 1 dátil picado
- ½ cucharadita de extracto de vainilla

Instrucciones:

1. Mezclar todos los ingredientes y dejarlos durante 5 minutos.
2. A continuación, transferir la comida a los tazones para servir.

Nutrición:
Calorías 196
Proteína 6.5g
Carbohidratos 16.5g
Grasa 11.6g
Fibra 2.9g

14. Yogurt con Dátiles

Tiempo de Preparación: 10 minutos
Tiempo de Cocción: 0 minutos
Porciones: 4
Ingredientes:

- 5 dátiles, sin hueso, picados
- 2 tazas de yogurt natural
- ½ cucharadita de extracto de vainilla
- 4 pecanas, picadas

Instrucciones:

1. Mezclar todos los ingredientes en la batidora y batir hasta que quede una mezcla homogénea.
2. Verterlo en las tazas de servir.

Nutrición:
Calorías 215
Proteína 8.7g
Carbohidratos 18.5g

Grasa 11.5g; Fibra 2.3g

15. Frittata de Espinacas

Tiempo de Preparación: 15 minutos
Tiempo de Cocción: 20 minutos
Porciones: 6
Ingredientes:

- ¼ taza de aceitunas Kalamata, sin hueso y picadas
- 8 huevos, batidos
- 2 tazas de espinacas picadas
- 1 cucharada de aceite de oliva
- ½ cucharadita de copos de chile
- 2 oz. de feta, desmenuzado
- ¼ taza de yogurt natural

Instrucciones:

1. Untar la sartén con aceite de oliva. Después, mezclar todos los ingredientes restantes en el tazón y verterlos en la sartén.
2. Hornear la frittata durante 20 minutos a 355F. Servir.

Nutrición:
Calorías 145
Proteína 9.6g
Carbohidratos 2.3g
Grasa 10.9g
Fibra 0.4g

16. Huevos al Horno con Perejil

Tiempo de Preparación: 15 minutos
Tiempo de Cocción: 20 minutos
Porciones: 6
Ingredientes:

- 2 pimientos verdes picados
- 3 Cucharadas de aceite de oliva
- 1 cebolla amarilla picada
- 1 cucharadita de pimentón dulce
- 6 tomates picados
- 6 huevos
- ¼ taza de perejil picado

Instrucciones:

1. Calentar un sartén con el aceite a fuego medio, añadir todos los ingredientes excepto los huevos y asarlos durante 5 minutos.
2. Revolver bien las verduras y romper los huevos.
3. Colocar el sartén con los huevos en el horno precalentado a 360F y hornearlos durante 15 minutos.

Nutrición:

Calorías 167
Proteína .3g
Carbohidratos 10.2g
Grasa 11.8g
Fibra 2.6g

17. Cazuela de Champiñones

Tiempo de Preparación: 15 minutos
Tiempo de Cocción: 60 minutos
Porciones: 4
Ingredientes:

- 2 huevos, batidos
- 1 taza de champiñones, cortados en rodajas
- 2 chalotas picadas
- 1 cucharadita de mejorana seca
- ½ taza de corazones de alcachofa picados
- 3 oz. de queso cheddar rallado
- ½ taza de yogurt natural

Instrucciones:

1. Mezclar todos los ingredientes en el molde la cacerola y cubrirlo con papel de aluminio.
2. Hornear la cazuela durante 60 minutos a 355F.

Nutrición:

Calorías 156
Proteína 11.2g
Carbohidratos 6.2g
Grasa 9.7g
Fibra 1.3g

18. Panqueques de Vainilla

Tiempo de Preparación: 15 minutos
Tiempo de Cocción: 5 minutos
Porciones: 2
Ingredientes:

- 6 onzas de yogurt natural
- ½ taza de harina integral
- 1 huevo, batidos
- 1 cucharadita de extracto de vainilla
- 1 cucharadita de polvo de hornear

Instrucciones:

1. Calentar bien la sartén antiadherente. Mientras tanto, mezclar todos los ingredientes.
2. Verter la mezcla en la sartén en forma de panqueques. Cocinarlos durante 1 minuto por lado. Servir.

Nutrición:
Calorías 202
Proteína 11.7g
Carbohidratos 29.4g
Grasa 3.8g
Fibra 3.7g

19. Galletas de Huevo Saladas

Tiempo de Preparación: 15 minutos
Tiempo de Cocción: 30 minutos
Porciones: 4
Ingredientes:

- ¼ taza de cebolla blanca picada
- ¼ taza de pimiento picado
- ½ cucharadita de sal
- 1 cucharadita de copos de chile
- 2 cucharadas de aceite de oliva
- 1 cucharadita de eneldo seco
- 6 huevos, batidos
- 2 cucharadas de yogurt natural

Instrucciones:

1. Mezclar en la sartén la cebolla, el pimiento, la sal y los copos de chile. Añadir el aceite de oliva y el eneldo seco. Saltear los ingredientes durante 5 minutos.
2. A continuación, verter los huevos batidos en el molde cuadrado para hornear. Añadir la mezcla de cebolla salteada y el yogurt natural.
3. Aplanar la mezcla y hornear en el horno precalentado a 360F durante 20 minutos. Cortar la preparación en galletas. Servir.

Nutrición:

Calorías 166
Proteína 9g
Carbohidratos 2.4g
Grasa 13.5g
Fibra 0.3g

20. Frittata de Rúcula

Tiempo de Preparación: 15 minutos
Tiempo de Cocción: 25 minutos
Porciones: 12
Ingredientes:

- 3 dientes de ajo picados
- 1 cucharada de aceite de oliva
- 1 taza de rúcula fresca picada
- 8 huevos, batidos
- 1 cucharadita de pimienta negra molida
- 1 taza de queso mozzarella rallado

Instrucciones:

1. Calentar el aceite de oliva en la sartén. Mezclar los huevos con pimienta negra molida, rúcula y dientes de ajo.
2. Añadir la rúcula y verter la mezcla en la sartén caliente. Cubrir la mezcla de huevo con mozzarella y transferir en el horno precalentado a 360F. Hornear la frittata durante 20 minutos. Servir.

Nutrición:

Calorías 61

Proteína 4.5g
Carbohidratos 0.7g
Grasa 4.5g; Fibra 0.1g

21. Tostada desayuno

Tiempo de Preparación: 10 minutos
Tiempo de Cocción: 20 minutos
Porciones: 6
Ingredientes:

- 2 huevos, batidos
- ½ taza de yogurt
- 1 banana, puré
- ½ cucharadita de canela molida
- 6 rebanadas de pan integral
- 1 cucharada de aceite de oliva

Instrucciones:

1. En el tazón, mezclar los huevos, la crema y la canela molida, agregar el puré de banana.
2. Rebozar el pan en la mezcla de huevo. A continuación, calentar el aceite de oliva.
3. Poner el pan recubierto en el aceite de oliva caliente y asar durante 3 minutos por lado o hasta que se dore ligeramente.

Nutrición:
Calorías 153
Proteína 6.2g
Carbohidratos 19.2g
Grasa 5.6g
Fibra 2.6g

22. Omelette de Alcachofas

Tiempo de Preparación: 5 minutos
Tiempo de Cocción: 10 minutos
Porciones: 4
Ingredientes:

- 4 huevos, batidos
- 1 tomate picado
- ½ taza de corazones de alcachofa picados

- 4 oz. de queso de cabra, desmenuzado
- 1 cucharada de aceite de oliva

Instrucciones:

1. Mezclar los huevos, las alcachofas picadas, el queso de cabra y el tomate. A continuación, pincelar el molde para hornear con aceite de oliva y verter la mezcla dentro.
2. Hornear la tortilla durante 10 minutos a 365F. Servir.

Nutrición:

Calorías 231
Proteína 14.9g
Carbohidratos 3.2g
Grasa 18g
Fibra 1.1g

23. Frittata de Pimientos

Tiempo de Preparación: 10 minutos
Tiempo de Cocción: 15 minutos
Porciones: 4
Ingredientes:

- 1 taza de pimiento rojo picado
- 1 cucharada de aceite de oliva, derretido
- 1 tomate, en rodajas
- 4 huevos, batidos
- ¼ cucharadita de pimienta negra molida
- ¼ cucharadita de sal

Instrucciones:

1. Untar el molde para hornear con aceite de oliva derretido. Luego añadir todos los ingredientes restantes, mezclar suavemente y transferir en el horno precalentado a 365F. Cocinar la frittata durante 15 minutos.

Nutrición:

Calorías 105
Proteína 6g
Carbohidratos 3.3g
Grasa 7.9g

Fibra 0.6g

24. Huevos de Pescado

Tiempo de Preparación: 5 minutos
Tiempo de Cocción: 20 minutos
Porciones: 4
Ingredientes:

- 1 taza de batata, picada y cocida
- 1 cucharada de aceite de aguacate
- 10 oz. de filete de salmón picado
- ¼ taza de coliflor picada
- 4 huevos, batidos

Instrucciones:

1. Triturar la batata y mezclarla con el salmón picado y la coliflor. A continuación, calentar el aceite de aguacate en la sartén.
2. Añadir la mezcla de batata triturada y cocinarla durante 10 minutos. Revolver de vez en cuando.
3. Después de esto, añadir los huevos, batir la mezcla suavemente. Cerrar la tapa y cocinar durante 10 minutos más.

Nutrición:
Calorías 208
Proteína 20.5g
Carbohidratos 11.2g
Grasa 9.3g
Fibra 2g

Capítulo 4. Recetas para Almorzar

25. Guiso de Salmón

Tiempo de Preparación: 8 minutos
Tiempo de Cocción: 12 minutos
Porciones: 2
Ingredientes:

- 1-libra de filete de salmón, en rodajas
- 1 cebolla picada
- Sal, al gusto
- 1 cucharada de mantequilla, derretida
- 1 taza de caldo de pescado
- ½ cucharadita de chile rojo en polvo

Instrucciones:

1. Sazonar los filetes de salmón con sal y chile rojo en polvo.
2. Poner la mantequilla y las cebollas en una sartén y saltearlas durante unos 3 minutos.
3. Añadir el salmón sazonado y cocinar durante unos 2 minutos por cada lado.
4. Añadir el caldo de pescado y asegurar la tapa.
5. Cocinar durante unos 7 minutos a fuego medio y abrir la tapa.
6. Emplatar y servir inmediatamente.
7. Transferir el guiso a un tazón y dejar que se enfríe para preparar la comida. Dividir la mezcla en 2 recipientes. Tapar los recipientes y refrigerar durante unos 2 días. Recalentar en el microondas antes de servir.

Nutrición:
Calorías: 272
Carbohidratos: 4.4g
Proteínas: 32.1g
Grasa: 14.2g
Azúcar: 1.9g

26. Filetes de Salmón con Espárragos

Tiempo de Preparación: 10 minutos
Tiempo de Cocción: 20 minutos
Porciones: 2
Ingredientes:

- 1 cucharadita de aceite de oliva
- 4 tallos de espárragos
- 2 filetes de salmón
- ¼ taza de mantequilla
- ¼ taza de champán
- Sal y pimienta negra recién molida, al gusto

Instrucciones:

1. Precalentar el horno a 355 grados y engrasar una fuente de horno.
2. Poner todos los ingredientes en un tazón y mezclar bien.
3. Poner esta mezcla en la fuente de horno y trasladarla al horno.
4. Hornear durante unos 20 minutos y emplatar.
5. Colocar los filetes de salmón en una fuente y reservar para que se enfríen para preparar la comida. Dividirlo en 2 recipientes y cerrar la tapa. Refrigerar durante 1 día y recalentar en el microondas antes de servir.

Nutrición:
Calorías: 475
Carbohidratos: 1.1g
Proteínas: 35.2g
Grasa: 36.8g
Azúcar: 0.5g
Sodio: 242mg

27. Pollo Crujiente al Horno

Tiempo de Preparación: 30 minutos
Tiempo de Cocción: 10 minutos
Porciones: 2

Ingredientes:

1. 2 pechugas de pollo, sin piel y sin hueso
2. 2 cucharadas de mantequilla
3. ¼ cucharadita de cúrcuma en polvo
4. Sal y pimienta negra, al gusto
5. ¼ taza de nata agria

Instrucciones:

1. Precalentar el horno a 360 grados y engrasar una fuente de horno con mantequilla.
2. Sazonar el pollo con cúrcuma en polvo, sal y pimienta negra en un tazón.
3. Poner el pollo en la fuente de horno y transferirlo al horno.
4. Hornear durante unos 10 minutos y servir con crema agria.
5. Transferir el pollo en un tazón y dejar enfriar para preparar la comida. Dividirlo en 2 recipientes y taparlos. Refrigerar hasta 2 días y recalentar en el microondas antes de servir.

Nutrición:
Calorías: 304
Carbohidratos: 1.4g
Proteínas: 26.1g
Grasa: 21.6g
Azúcar: 0.1g
Sodio: 137mg

28. Pescado Agridulce

Tiempo de Preparación: 15 minutos
Tiempo de Cocción: 10 minutos
Porciones: 2
Ingredientes:

- 1 cucharada de vinagre
- 2 gotas de estevia
- 1-libra de trozos de pescado
- ¼ taza de mantequilla, derretida
- Sal y pimienta negra, al gusto

Instrucciones:

1. Poner la mantequilla y los trozos de pescado en una sartén y cocinarlos durante unos 3 minutos.
2. Añadir la stevia, la sal y la pimienta negra y cocinar durante unos 10 minutos, revolviendo continuamente.
3. Colocar en un tazón y servir inmediatamente.
4. Colocar el pescado en un plato y dejarlo enfriar para preparar la comida. Dividirlo en 2 recipientes y refrigerar hasta 2 días. Recalentar en el microondas antes de servir.

Nutrición:
Calorías: 258
Carbohidratos: 2.8g
Proteínas: 24.5g
Grasa: 16.7g
Azúcar: 2.7g
Sodio: 649mg

29. Pollo Cremoso

Tiempo de Preparación: 12 minutos
Tiempo de Cocción: 13 minutos
Porciones: 2
Ingredientes:

- ½ cebolla pequeña picada
- ¼ taza de nata agria
- 1 cucharada de mantequilla
- ¼ taza de champiñones
- ½ libra de pechugas de pollo

Instrucciones:

1. Calentar la mantequilla en una sartén y añadir las cebollas y los champiñones.
2. Saltear durante unos 5 minutos y añadir las pechugas de pollo y la sal.
3. Asegurar la tapa y cocinar durante unos 5 minutos más.

4. Añadir la nata agria y cocinar durante unos 3 minutos.
5. Abrir la tapa y ponerla en un tazón para servirla inmediatamente.
6. Trasladar las pechugas de Pollo Cremoso a una fuente y reservar para que se enfríen para preparar la comida. Dividirlas en 2 recipientes y taparlas. Refrigerar durante 2-3 días y recalentar en el microondas antes de servir.

Nutrición:
Calorías: 335
Carbohidratos: 2.9g
Proteínas: 34g
Grasa: 20.2g
Azúcar: 0.8g
Sodio: 154mg

30. Camarones a la Mantequilla con Pimentón

Tiempo de Preparación: 15 minutos
Tiempo de Cocción: 15 minutos
Porciones: 2
Ingredientes:

- ¼ cucharada de pimentón ahumado
- 1/8 taza de nata agria
- ½ libra de camarones
- 1/8 taza de mantequilla
- Sal y pimienta negra, al gusto

Instrucciones:

1. Precalentar el horno a 390 grados y engrasar una fuente de horno.
2. Mezclar todos los ingredientes en un tazón grande y transferirlos a la fuente de horno.
3. Introducir en el horno y hornear durante unos 15 minutos.
4. Colocar los camarones al pimentón en un plato y dejarlos enfriar para preparar la comida. Dividirlo en 2 recipientes y cubrir la tapa. Refrigerar durante 1-2 días y recalentar en el microondas antes de servir.

Nutrición:
Calorías: 330
Carbohidratos: 1.5g
Proteínas: 32.6g
Grasa: 21.5g
Azúcar: 0.2g
Sodio: 458mg

31. Hamburguesa de Harina de Almendra con Queso de Cabra

Tiempo de Preparación: 10 minutos
Tiempo de Cocción: 20 minutos
Porciones: 2
Ingredientes:

- 2 panecillos de harina de almendra
- 2 cucharada de queso de cabra fresco
- 4 rodajas de salmón ahumado
- 2 pizcas de sal y pimienta
- 4 rábanos
- Eneldo

Instrucciones:

1. Cortar el panecillo sin gluten por la mitad. Poner las dos mitades en la tostadora para que queden crujientes.
2. Untar las dos rebanadas de queso de cabra fresco y añadir el salmón.
3. Acompañar el panecillo con el rábano y el eneldo.
4. Una pizca de sal y pimienta y listo
5. Poner cada hamburguesa en un recipiente y guardar en el refrigerador

Nutrición:
Calorías: 325
Grasa: 29 g
Carbohidratos: 4 g

Proteína 12 g
Azúcar: 0.9 g

32. Sartén de Salchichas con Col

Tiempo de Preparación: 5 minutos
Tiempo de Cocción: 13 minutos
Porciones: 2
Ingredientes:

- 1 cucharada de aceite de oliva
- 3/4 taza de col verde rallada
- 3/4 taza de col roja rallada
- 1/4 taza de cebolla picada
- 1/4 taza de salchichas picantes
- 1/4 taza de mozzarella rallada
- 1 cucharada de perejil fresco y picado
- Sal y pimienta al gusto

Instrucciones:

1. Colocar una sartén grande en la estufa a fuego medio-alto y calentar el aceite de oliva. Sumergir la col y la cebolla en el aceite calentado. Dejar reposar durante unos 8-10 minutos o hasta que las verduras estén tiernas.
2. Picar la salchicha en trozos del tamaño de un bocado. Mezclar con la col y la cebolla y dejar reposar otros 8 minutos.
3. Untar el queso por encima
4. Cubrir la sartén con una tapa y reservar durante 5 minutos para que se derrita.
5. Retirar la tapa y mezclar los ingredientes. Aderezar con sal, pimienta y perejil antes de servir.
6. Para montar el plato, dividir la mezcla entre 2 recipientes; luego guardarla en el refrigerador

Nutrición:
Calorías: 316
Grasa: 27.2 g
Carbohidratos: 4.9 g

Proteína 12.8 g
Azúcar: 1.3 g

33. Pollo y Brócoli Gratinado

Tiempo de Preparación: 10 minutos,
Tiempo de Cocción: 10 minutos
Porciones: 2
Ingredientes:

- 1 libra de pechugas de pollo
- 1/4 taza de mantequilla de almendra
- 100 cl de nata fresca
- 1 taza de queso de cabra
- 2 huevos orgánicos
- 2 dientes de ajo machacados
- 1 pizca de sal
- 1 pizca de pimienta

Instrucciones:

1. Cocer el brócoli en una olla con agua durante 10 minutos. Debe quedar firme.
2. Derretir la mantequilla en una sartén; añadir el diente de ajo machacado y el pollo salpimentado. Dejar que adquiera un color marrón.
3. Escurrir el brócoli y mezclarlo con el pollo.
4. Batir los huevos con la nata, la sal y la pimienta. Colocar el brócoli y el pollo en una fuente de horno, cubrir con la mezcla de nata y espolvorear con queso rallado.
5. Poner en el horno a 390°F durante 20 minutos.
6. Cuando el gratinado esté listo; apártalo para que se enfríe durante 3 minutos
7. Cortar el gratinado en dos mitades o en cuatro porciones
8. Colocar cada dos porciones de gratinado en un recipiente para tener dos recipientes.

Nutrición:
Calorías: 612
Grasa: 48 g

Carbohidratos: 11 g
Proteína 34 g
Azúcar: 1 g

34. Pollo al Curry

Tiempo de Preparación: 10 minutos
Tiempo de Cocción: 30 minutos
Porciones: 2
Ingredientes:

- 2 pechugas de pollo
- 1 diente de ajo
- 1 cebolla pequeña
- 1 calabacín
- 2 zanahorias
- 1 caja de brotes de bambú o germinados
- 1 taza de leche de coco
- 1 Cucharada de pasta de tomate
- 2 cucharadas de pasta de curry amarilla

Instrucciones:

1. Picar la cebolla y saltear en un sartén con un poco de aceite durante unos minutos.
2. Añadir el pollo cortado en cubos grandes y el ajo machacado, sal, pimienta y saltear rápidamente a fuego alto hasta que la carne empiece a tomar color.
3. Verter en la sartén el calabacín y las zanahorias en rodajas gruesas.
4. Sofreír a fuego alto durante unos minutos, luego añadir la leche de coco, la salsa de tomate, los brotes de bambú y una o dos cucharadas de pasta de curry, según el gusto.
5. Cocer a fuego lento y tapado de 30 a 45 minutos, revolviendo de vez en cuando
6. Una vez cocido, dividir el pollo al curry entre 2 recipientes
7. Guardar los envases en el refrigerador

Nutrición:
Calorías: 626
Grasa: 53.2 g
Carbohidratos: 9 g
Proteína 27.8 g; Azúcar: 3 g;

35. Espárragos Envueltos en Tocino

Tiempo de Preparación: 10 minutos
Tiempo de Cocción: 20 minutos
Porciones: 2
Ingredientes:

- 1/3 taza de nata espesa batida
- 2 rodajas de tocino, precocinadas
- 4 espárragos pequeños
- Sal, al gusto
- 1 cucharada de mantequilla

Instrucciones:

1. Precalentar el horno a 360 grados y engrasar una bandeja de horno con mantequilla.
2. Mientras tanto, mezclar en un tazón la nata, los espárragos y la sal.
3. Envolver los espárragos en lonchas de tocino y distribuirlos en la fuente de horno.
4. Transferir la bandeja al horno y hornear durante unos 20 minutos.
5. Sacar del horno y servir caliente.
6. Colocar los Espárragos Envueltos en Tocino en una bandeja y dejar enfriar para preparar la comida. Dividirlo en 2 recipientes y cubrir la tapa. Refrigerar durante unos 2 días y recalentar en el microondas antes de servir.

Nutrición:
Calorías: 204
Carbohidratos: 1.4g
Proteínas: 5.9g
Grasa: 19.3g; Azúcar: 0.5g

36. Pollo con Espinacas

Tiempo de Preparación: 10 minutos
Tiempo de Cocción: 10 minutos
Porciones: 2
Ingredientes:

- 2 dientes de ajo picados
- 2 cucharadas de mantequilla sin sal, divididas
- ¼ taza de queso parmesano rallado
- ¾ libra de filetes de pollo
- ¼ taza de nata espesa
- 10 onzas de espinacas congeladas, picadas
- Sal y pimienta negra, al gusto

Instrucciones:

1. Calentar 1 cucharada de mantequilla en una sartén grande y añadir el pollo, la sal y la pimienta negra.
2. Cocinar durante unos 3 minutos por ambos lados y retirar el pollo a un tazón.
3. Derretir la mantequilla restante en la sartén y añadir el ajo, el queso, la nata espesa y las espinacas.
4. Cocer durante unos 2 minutos y añadir el pollo.
5. Cocinar durante unos 5 minutos a fuego lento y emplatar para servir inmediatamente.
6. Colocar el pollo en un plato y dejarlo enfriar para prepararlo. Dividirlo en 2 recipientes y taparlos. Refrigerar durante unos 3 días y recalentar en el microondas antes de servir.

Nutrición:
Calorías: 288
Carbohidratos: 3.6g
Proteínas: 27.7g
Grasa: 18.3g
Azúcar: 0.3g

37. Camarones con Limoncillo

Tiempo de Preparación: 10 minutos
Tiempo de Cocción: 15 minutos
Porciones: 2

Ingredientes:

- ½ chile rojo, sin semillas y picado
- 2 tallos de limoncillo
- ½ medio kilo de camarones, desvenados y pelados
- 6 cucharadas de mantequilla
- ¼ cucharadita de pimentón ahumado

Instrucciones:

1. Precalentar el horno a 390 grados y engrasar una fuente de horno.
2. Mezclar en un tazón el chile rojo, la mantequilla, el pimentón ahumado y los camarones.
3. Dejar marinar durante unas 2 horas y luego ensartar los camarones en los tallos de limoncillo.
4. Distribuir los camarones ensartados en la fuente de horno y meterla en el horno.
5. Hornear durante unos 15 minutos y servir inmediatamente.
6. Colocar los camarones en una fuente y reservar para que se enfríen para la preparación de la comida. Dividirlo en 2 recipientes y cerrar la tapa. Refrigerar durante unos 4 días y recalentar en el microondas antes de servir.

Nutrición:
Calorías: 322
Carbohidratos: 3.8g
Proteínas: 34.8g
Grasa: 18g
Azúcar: 0.1g
Sodio: 478mg

38. Champiñones Rellenos

Tiempo de Preparación: 20 minutos
Tiempo de Cocción: 25 minutos
Porciones: 4
Ingredientes:

- 2 onzas de tocino desmenuzado
- ½ cucharada de mantequilla
- ¼ cucharadita de pimentón en polvo
- 2 champiñones Portobello
- 1 oz. de queso crema
- ¾ cucharada de cebollín fresco picado
- Sal y pimienta negra, al gusto

Instrucciones:

1. Precalentar el horno a 400 grados y engrasar una fuente de horno.
2. Calentar la mantequilla en una sartén y añadir los champiñones.
3. Saltear durante unos 4 minutos y reservar.
4. Mezclar en un tazón el queso crema, el cebollín, el pimentón en polvo, la sal y la pimienta negra.
5. Rellenar los champiñones con esta mezcla y trasladarlos a la bandeja de horno.
6. Introducir en el horno y hornear durante unos 20 minutos.
7. Estos champiñones se pueden refrigerar durante unos 3 días para preparar comidas y se pueden servir con huevos revueltos.

Nutrición:
Calorías: 570
Carbohidratos: 4.6g
Proteínas: 19.9g
Grasa: 52.8g
Azúcar: 0.8g
Sodio: 1041mg

39. Chupetas de Pollo Glaseados con Miel

Tiempo de Preparación: 10 minutos
Tiempo de Cocción: 20 minutos
Porciones: 2
Ingredientes:

- ½ cucharada de tomillo fresco, picado
- 1/8 taza de mostaza de Dijon
- ½ cucharada de romero fresco, picado
- ½ cucharada de miel
- 2 chupetas de pollo
- 1 cucharada de aceite de oliva
- Sal y pimienta negra, al gusto

Instrucciones:

1. Precalentar el horno a 325 grados y engrasar una fuente de horno.
2. Combinar todos los ingredientes en un tazón, excepto las chupetas de pollo, y mezclar bien.
3. Añadir las chupetas de pollo y cubrirlas generosamente con la mezcla.
4. Tapar y refrigerar para que se marine durante toda la noche.
5. Colocar las chupetas de pollo en la fuente de horno y meterla en el horno.
6. Cocer durante unos 20 minutos y emplatar para servir inmediatamente.
7. Colocar las chupetas de pollo en un plato y dejarlas enfriar para preparar la comida. Dividirlo en 2 recipientes y taparlos. Refrigerar durante unos 3 días y recalentar en el microondas antes de servir.

Nutrición:
Calorías: 301
Carbohidratos: 6g
Grasas: 19.7g
Proteínas: 4.5g
Azúcar: 4.5g; Sodio: 316mg

40. Pizza Keto de Calabacín

Tiempo de Preparación: 10 minutos
Tiempo de Cocción: 15 minutos
Porciones: 2
Ingredientes:

- 1/8 taza de salsa de espaguetis
- ½ calabacín, cortado en rodajas circulares
- ½ taza de queso crema
- Rodajas de pepperoni, para aderezar
- ½ taza de queso mozzarella rallado

Instrucciones:

1. Precalentar el horno a 350 grados y engrasar una fuente de horno.
2. Distribuir el calabacín en la fuente de horno y poner una capa de salsa de espaguetis.
3. Cubrir con rodajas de pepperoni y queso mozzarella.
4. Transferir la bandeja al horno y hornear durante unos 15 minutos.
5. Retirar del horno y servir inmediatamente.

Nutrición:
Calorías: 445
Carbohidratos: 3.6g
Proteínas: 12.8g
Grasa: 42g
Azúcar: 0.3g
Sodio: 429mg

41. Ensalada Omega-3

Tiempo de Preparación: 10 minutos
Tiempo de Cocción: 5 minutos
Porciones: 2

Ingredientes:

- ½ libra de filete de salmón sin piel, cortado en 4 filetes
- ¼ cucharada de jugo de lima fresco
- 1 cucharada de aceite de oliva, dividida
- 4 cucharadas de nata agria
- ¼ calabacín , cortado en cubos pequeños
- ¼ cucharadita de chile jalapeño, sin semillas y picado finamente
- Sal y pimienta negra, al gusto
- ¼ cucharada de eneldo fresco picado

Instrucciones:

1. Poner el aceite de oliva y el salmón en una sartén y cocinar unos 5 minutos por ambos lados.
2. Sazonar con sal y pimienta negra, revolver bien y emplatar.
3. Mezclar el resto de los ingredientes en un tazón y añadir el salmón cocido para servir.

Nutrición:
Calorías: 291
Grasa: 21.1g
Carbohidratos: 2.5g
Proteínas: 23.1g
Azúcar: 0.6g
Sodio: 112mg

42. Pasteles de Cangrejo

Tiempo de Preparación: 20 minutos
Tiempo de Cocción: 10 minutos
Porciones: 2
Ingredientes:

- ½ libra de carne de cangrejo en trozos, escurrida
- 2 cucharadas de harina de coco
- 1 cucharada de mayonesa
- ¼ cucharadita de salsa Tabasco verde
- 3 cucharadas de mantequilla

- 1 huevo pequeño, batidos
- ¾ cucharada de perejil fresco picado
- ½ cucharadita de mostaza amarilla
- Sal y pimienta negra, al gusto

Instrucciones:

1. Mezclar todos los ingredientes en un tazón, excepto la mantequilla.
2. Hacer hamburguesas con esta mezcla y reservar.
3. Calentar la mantequilla en una sartén a fuego medio y añadir las hamburguesas.
4. Cocinar unos 10 minutos por cada lado y servir caliente.
5. Se pueden guardar las hamburguesas crudas en el congelador durante unas 3 semanas para preparar comidas. Colocar las hamburguesas en un recipiente y colocar papel pergamino entre las hamburguesas para evitar que se peguen.

Nutrición:
Calorías: 153
Grasa: 10.8g
Carbohidratos: 6.7g
Proteínas: 6.4g
Azúcar: 2.4
Sodio: 46mg

43. Hamburguesas de Salmón

Tiempo de Preparación: 17 minutos
Tiempo de Cocción: 3 minutos
Porciones: 2
Ingredientes:

- 1 cucharada de aderezo ranchero sin azúcar
- ½- onza de salmón ahumado, picado grueso
- ½ cucharada de perejil fresco picado
- ½ cucharada de aceite de aguacate
- 1 huevo pequeño
- 4- onza de salmón rosado, escurrido y sin espinas

- 1/8 taza de harina de almendra
- ¼ cucharadita de condimento cajún

Instrucciones:

1. Mezclar todos los ingredientes en un tazón y mezclar bien.
2. Hacer hamburguesas con esta mezcla y reservar.
3. Calentar una sartén a fuego medio y añadir las hamburguesas.
4. Cocinar durante unos 3 minutos por lado y emplatar para servir.
5. Se pueden guardar las hamburguesas crudas en el congelador durante unas 3 semanas para preparar comidas. Colocar las hamburguesas en un recipiente y colocar papel pergamino entre las hamburguesas para evitar que se peguen.

Nutrición:
Calorías: 59
Grasa: 12.7g
Carbohidratos: 2.4g
Proteínas: 6.3g
Azúcar: 0.7g
Sodio: 25mg

Capítulo 5. Recetas para Cenar

44. Cerdo en Salsa de Queso Azul

Tiempo de Preparación: 15 minutos
Tiempo de Cocción: 30 minutos
Porciones: 6
Ingredientes:

- 2 libras de lomo de cerdo cortado en el centro, deshuesado y cortado en 6 trozos
- 1 cucharada de amina de coco
- 6 onzas de queso azul
- 1/3 taza de nata espesa
- 1/3 taza de vino de Oporto
- 1/3 taza de caldo de verduras asado, preferiblemente casero
- 1 cucharadita de escamas de chile picante seco
- 1 cucharadita de romero seco
- 1 cucharada de manteca de cerdo
- 1 chalota picada
- 2 dientes de ajo, picados
- Sal
- Granos de pimienta negra rotos

Instrucciones:

1. Untar cada trozo de cerdo con sal, granos de pimienta negra y romero.
2. Derretir la manteca de cerdo en una cacerola a fuego moderado. Dorar la carne de cerdo por todos los lados durante unos 15 minutos; reservar.
3. Cocinar la chalota y el ajo hasta que se ablanden. Añadir el vino de Oporto para raspar los restos marrones del fondo.
4. Ajustar a fuego medio-bajo, añadir el resto de los ingredientes; seguir cocinando a fuego lento hasta que la salsa haya espesado y reducido.

Nutrición:
Calorías 34
Grasa 18.9g
Carbohidratos 1.9g; Proteína 40.3g; Fibra 0.3g

45. Cerdo Desmenuzado Mississippi

Tiempo de Preparación: 15 minutos
Tiempo de Cocción: 6 horas
Porciones: 4
Ingredientes:

- 1 ½ libra de paleta de cerdo
- 1 cucharada de salsa de humo líquido
- 1 cucharadita de polvo de chipotle
- Paquete de condimentos para la salsa Au Jus
- 2 cebollas, cortadas en trozos
- Sal kosher
- Pimienta negra molida

Instrucciones:

1. Mezclar la salsa de humo líquido, el polvo de chipotle, el paquete de condimentos para salsa Au Jus, la sal y la pimienta. Masajear la mezcla de especias en la carne de cerdo por todos los lados.
2. Envolver en plástico y dejar marinar en el refrigerador durante 3 horas.
3. Adaptar la parrilla a fuego indirecto. Colocar el asado de cerdo en la rejilla sobre una bandeja de goteo y cubrirlo con cebollas; cubrir la parrilla y cocinar durante unas 6 horas.
4. Trasladar la carne de cerdo a una tabla de cortar. Ahora, desmenuzar la carne en trozos del tamaño de un bocado utilizando dos tenedores.

Nutrición:
Calorías 350
Grasa 11g
Carbohidratos 5g
Proteína 53.6g
Fibra 2.2g

46. Dip de Pavo Picante y con Queso

Tiempo de Preparación: 15 minutos
Tiempo de Cocción: 25 minutos
Porciones: 4

Ingredientes:

- 1 pimiento de fresno, desvenado y picado
- 1 ½ tazas de queso ricotta en crema, 4% de grasa, ablandado
- 1/4 taza de nata agria
- 1 cucharada de mantequilla, a temperatura ambiente
- 1 chalota picada
- 1 cucharadita de ajo prensado
- 1- libra de pavo molido
- 1/2 taza de queso de cabra rallado
- Sal y pimienta negra, al gusto
- 1 ½ tazas de gruyere rallado

Instrucciones:

1. Disolver la mantequilla en una sartén a fuego moderado. Ahora, saltear la cebolla y el ajo hasta que se hayan ablandado.
2. Incorporar el pavo molido y seguir cocinando hasta que deje de estar rosado.
3. Pasar la mezcla salteada a una fuente de horno ligeramente engrasada. Añadir la ricotta, la crema agria, el queso de cabra, la sal, la pimienta y el chile.
4. Cubrir con el queso gruyere rallado. Hornear a 350 grados F en 20 minutos en el horno precalentado o hasta que esté caliente y burbujeante por encima.

Nutrición:
Calorías 284
Grasa 19g
Carbohidratos 3.2g
Proteína 26g
Fibra 1.6g

47. Chorizo de Pavo con Bok Choy

Tiempo de Preparación: 15 minutos
Tiempo de Cocción: 50 minutos
Porciones: 4
Ingredientes:

- 4 chorizo de pavo suave, cortado en rodajas
- 1/2 taza de leche entera
- 6 onzas de queso gruyere, preferiblemente recién rallado

- 1 cebolla amarilla picada
- Sal gruesa
- Pimienta negra molida
- 1- libra de Bok Choy, con los extremos duros del tallo recortados
- 1 taza de crema de sopa de champiñones
- 1 cucharada de manteca de cerdo, a temperatura ambiente

Instrucciones:

1. Derretir la manteca de cerdo en una sartén antiadherente a fuego moderado; cocinar el chorizo durante unos 5 minutos, revolviendo de vez en cuando para asegurar una cocción uniforme; reservar.
2. Añadir la cebolla, la sal, la pimienta, el Bok Choy y la crema de champiñones. Continuar la cocción durante 4 minutos más o hasta que las verduras se hayan ablandado.
3. Poner la masa en una cazuela ligeramente aceitada. Cubrir con el chorizo reservado.
4. En un tazón, combinar bien la leche y el queso. Verter la mezcla de queso sobre la salchicha.
5. Cubrir con papel de aluminio y hornear a 36 grados F durante unos 35 minutos.

Nutrición:

Calorías 18
Grasa 12g
Carbohidratos 2.6g
Proteína 9.4g
Fibra 1g

48. Pechugas de Pollo Picantes

Tiempo de Preparación: 15 minutos
Tiempo de Cocción: 30 minutos
Porciones: 6
Ingredientes:

- 1 ½ libras de pechugas de pollo
- 1 pimiento, desvenado y picado
- 1 puerro picado
- 1 tomate en puré
- 2 cucharadas de cilantro

- 2 dientes de ajo picados
- 1 cucharadita de pimienta de cayena
- 1 cucharadita de tomillo seco
- 1/4 taza de amina de coco
- Sal marina
- Pimienta negra molida

Instrucciones:

1. Frotar cada pechuga de pollo con el ajo, la pimienta de cayena, el tomillo, la sal y la pimienta negra. Cocinar el pollo en una cacerola a fuego medio-alto.
2. Dorar durante unos 5 minutos hasta que se dore por todos los lados. Incorporar el puré de tomate y la amina de coco y llevar a ebullición. Añadir el pimiento, el puerro y el cilantro.
3. Reducir el fuego a fuego lento. Continuar la cocción, parcialmente tapada, durante unos 20 minutos.

Nutrición:

Calorías 239
Grasa 6g
Carbohidratos 5.5g
Proteína 34.3g
Fibra 1g

49. Colilla de Boston Salseada

Tiempo de Preparación: 15 minutos
Tiempo de Cocción: 1 hora 20 minutos
Porciones: 8
Ingredientes:

- 1 cucharada de manteca de cerdo, a temperatura ambiente
- 2 libras de Colilla de Boston, cortada en cubos
- Sal y pimienta recién molida
- 1/2 cucharadita de mostaza en polvo
- Un ramo de cebollas de primavera picadas
- 2 dientes de ajo picados
- 1/2 cucharada de cardamomo molido
- 2 tomates en puré
- 1 pimiento, desvenado y picado
- 1 chile jalapeño, desvenado y finamente picado

- 1/2 taza de leche de coco sin azúcar
- 2 tazas de caldo de huesos de pollo

Instrucciones:

1. En un wok, derretir la manteca de cerdo a fuego moderado. Masajear la colilla de cerdo con sal, pimienta y mostaza en polvo.
2. Dorar la carne de cerdo de 8 a 10 minutos, revolviendo periódicamente para asegurar la cocción; reservar y mantener caliente.
3. En el mismo wok, saltear las cebolletas, el ajo y el cardamomo. Con una cuchara, introducir las verduras salteadas junto con la carne de cerdo reservada en la olla de cocción lenta.
4. Añadir el resto de los ingredientes, cubrir con la tapa y cocinar durante 1 hora 10 minutos a fuego lento.

Nutrición:

Calorías 369
Grasa 20.2g
Carbohidratos 2.9g
Proteína 41.3g
Fibra 0.7g

50. Goulash a la Antigua

Tiempo de Preparación: 15 minutos
Tiempo de Cocción: 9 horas 10 minutos
Porciones: 4
Ingredientes:

- 1 ½ libra de colilla de cerdo, picada
- 1 cucharadita de pimentón dulce húngaro
- 2 pimientos picantes húngaros, desvenados y picados
- 1 taza de puerros picados
- 1 ½ cucharadas de manteca de cerdo
- 1 cucharadita de semillas de alcaravea, molidas
- 4 tazas de caldo de verduras
- 2 dientes de ajo, triturados
- 1 cucharadita de pimienta de cayena
- 2 tazas de salsa de tomate con hierbas
- 1 ½ libra de colilla de cerdo, picada
- 1 cucharadita de pimentón dulce húngaro

- 2 pimientos picantes húngaros, desvenados y picados
- 1 taza de puerros picados
- 1 ½ cucharadas de manteca de cerdo
- 1 cucharadita de semillas de alcaravea, molidas
- 4 tazas de caldo de verduras
- 2 dientes de ajo, machacados
- 1 cucharadita de pimienta de cayena
- 2 tazas de salsa de tomate con hierbas

Instrucciones:

1. Derretir la manteca de cerdo en una olla de fondo grueso a fuego medio-alto. Dorar la carne de cerdo durante 5 o 6 minutos hasta que se dore por todos los lados; reservar.
2. Añadir los puerros y el ajo; seguir cocinando hasta que se ablanden.
3. Colocar la carne de cerdo reservada junto con la mezcla salteada en su olla de cocción lenta. Poner el resto de los ingredientes y revolver para combinar.
4. Cubrir con la tapa y cocinar a fuego lento durante 9 horas en la posición más baja.

Nutrición:

Calorías 456
Grasa 27g
Carbohidratos 6.7g
Proteína 32g
Fibra 3.4g

51. Pan Plano con Paté de Hígado de Pollo

Tiempo de Preparación: 15 minutos
Tiempo de Cocción: 2 horas 15 minutos
Porciones: 4
Ingredientes:

- 1 cebolla amarilla, finamente picada
- 10 onzas de hígado de pollo
- 1/2 cucharadita de mezcla de condimentos mediterráneos
- 4 cucharadas de aceite de oliva
- 1 diente de ajo picado

Para el Pan Plano:

- 1 taza de agua tibia
- 1/2 mantequilla en barra
- 1/2 taza de harina de lino
- 1 ½ cucharadas de cáscaras de psilio
- 1 ¼ tazas de harina de almendra

Instrucciones:

1. Triturar los hígados de pollo junto con la mezcla de condimentos, el aceite de oliva, la cebolla y el ajo en el procesador de alimentos; reservar.
2. Mezclar los ingredientes secos para el pan plano. Mezclar todos los ingredientes húmedos. Batir para combinar bien.
3. Dejar reposar a temperatura ambiente durante 2 horas. Dividir la masa en 8 bolas y extenderlas en una superficie plana.
4. En una sartén ligeramente engrasada, cocinar el pan plano durante 1 minuto por cada lado o hasta que esté dorado.

Nutrición:

Calorías 395
Grasa 30.2g
Carbohidratos 3.6g
Proteína 17.9g
Fibra 0.5g

52. Pollo Dominguero con Ensalada de Coliflor

Tiempo de Preparación: 15 minutos
Tiempo de Cocción: 20 minutos
Porciones: 2
Ingredientes:

- 1 cucharadita de pimentón picante
- 2 cucharadas de albahaca fresca, picada
- 1/2 taza de mayonesa
- 1 cucharadita de mostaza
- 2 cucharaditas de mantequilla
- 2 alas de pollo
- 1/2 taza de queso cheddar rallado
- Sal marina
- Pimienta negra molida
- 2 cucharadas de jerez seco

- 1 chalota, finamente picada
- 1/2 cabeza de coliflor

Instrucciones:

1. Hervir la coliflor con agua salada en una olla hasta que se haya ablandado; cortarla en ramilletes pequeños y colocarla en una ensaladera.
2. Derretir la mantequilla en una cacerola a fuego medio-alto. Cocinar el pollo durante unos 8 minutos o hasta que la piel esté crujiente y dorada. Sazonar con sal de pimentón picante, y pimienta negra.
3. Batir la mayonesa, la mostaza, el jerez seco y la chalota y aderezar la ensalada. Cubrir con queso cheddar y albahaca fresca.

Nutrición:

Calorías 444
Grasa 36g
Carbohidratos 5.7g
Proteína 20.6g
Fibra 4.3g

53. Brochetas de Pavo Auténticas

Tiempo de Preparación: 15 minutos
Tiempo de Cocción: 30 minutos
Porciones: 6
Ingredientes:

- 1 ½ libras de pechuga de pavo, cortada en cubos
- 3 pimientos españoles, en rodajas
- 2 calabacines, cortado en rodajas gruesas
- 1 cebolla, cortada en gajos
- 2 cucharadas de aceite de oliva, a temperatura ambiente
- 1 cucharada de condimento ranchero seco

Instrucciones:

1. Ensartar los trozos de pavo y las verduras en las brochetas de bambú. Rociar las brochetas con condimento ranchero seco y aceite de oliva.
2. Asar las brochetas durante unos 10 minutos, dándoles la vuelta periódicamente para asegurar una cocción uniforme.

3. Envolver las brochetas en papel de aluminio antes de envasarlas en recipientes herméticos; conservarlas en el refrigerador hasta 3 o días.

Nutrición:
Calorías 2
Grasa 13.8g
Carbohidratos 6.7g
Proteína 25.8g
Fibra 1.2g

54. Bocados de Tocino de Pavo al Estilo Mexicano

Tiempo de Preparación: 5 minutos
Tiempo de Cocción: 0 minutos
Porciones: 8
Ingredientes:

- 4 onzas de tocino de pavo picado
- 4 onzas de queso Neufchatel
- 1 cucharada de mantequilla, fría
- 1 chile jalapeño, desvenado y picado
- 1 cucharadita de orégano mexicano
- 2 cucharadas de cebolletas, picadas finamente

Instrucciones:

1. Mezclar todos los ingredientes en un tazón. Formar 8 bolas con la mezcla. Servir.

Nutrición:
Calorías 19
Grasa 16.7g
Carbohidratos 2.2g
Proteína 8.8g
Fibra 0.3g

55. Costillas Fáciles de Deshuesar

Tiempo de Preparación: 15 minutos
Tiempo de Cocción: 8 horas
Porciones: 4
Ingredientes:

- 1- libra de costillas de cerdo
- 4 cucharadas de amina de coco
- 1/4 taza de vino tinto seco
- 1/2 cucharadita de pimienta de cayena
- 1 diente de ajo machacado
- 1 cucharadita de mezcla de hierbas italianas
- 1 cucharada de mantequilla
- 1 cucharadita de pimiento serrano picado
- 1 pimiento italiano, cortado en rodajas finas
- 1 cucharadita de ralladura de limón

Instrucciones:

1. Engrasar los lados y el fondo de la olla de cocción. Colocar la carne de cerdo y los pimientos en el fondo.
2. Añadir el resto de los ingredientes. Cocinar a fuego lento durante 9 horas a fuego lento.

Nutrición:

Calorías 192
Grasa 6.9g
Carbohidratos 0.9g
Proteína 29.8g
Fibra 0.5g

56. Albóndigas Rellenas de Brie

Tiempo de Preparación: 15 minutos
Tiempo de Cocción: 25 minutos
Porciones: 5
Ingredientes:

- 2 huevos, batidos
- 1-libra de carne de cerdo molida
- 1/3 taza de nata doble
- 1 cucharada de perejil fresco
- Sal kosher y pimienta negra molida
- 1 cucharadita de romero seco
- 10 (cubos de 1 pulgada) de queso brie
- 2 cucharadas de cebollas picadas
- 2 dientes de ajo picados

Instrucciones:

1. Mezclar todos los ingredientes, excepto el queso brie, hasta que todo esté bien incorporado.
2. Enrollar la mezcla en 10 hamburguesas. Colocar el queso en el centro de cada hamburguesa y hacer una bola, asar en el horno precalentado a 0 grados F durante unos 20 minutos.

Nutrición:

Calorías 302
Grasa 13g
Carbohidratos 1.9g
Proteína 33.4g
Fibra 0.3g

57. Pierna de Cordero Asada

Tiempo de Preparación: 15 minutos
Tiempo de Cocción: 2 horas y 30 minutos
Porciones: 12

Ingredientes:

- 1-112 a 144 onzas de pierna de cordero con hueso, recortada
- 1 taza de caldo de pollo

Marinada:

- 1/3 taza de romero fresco picado
- 2 cucharadas de mostaza de Dijon
- 2 cucharadas de aceite de oliva
- 8 dientes de ajo picados
- 1 cucharadita de salsa de soja reducida en sodio
- 1/2 cucharadita de sal
- 1/2 cucharadita de pimienta

Instrucciones:

1. Precalentar el horno a 325 F.
2. Combinar los ingredientes de la marinada y cubrir el cordero. Refrigerar con tapa durante toda la noche.
3. Colocar el cordero en una rejilla utilizando una sartén poco profunda con la parte de la grasa hacia arriba.
4. Hornear sin tapa durante 1 ½ hora.

5. Verter el caldo y cubrir sin apretar con papel de aluminio. Hornear durante otras 1 ½ horas o hasta que la carne adquiera el grado de cocción deseado.
6. Dejar enfriar el cordero de 10 a 15 minutos antes de cortarlo.

Nutrición:

Calorías: 246
Carbohidratos: 2 g
Fibra: 0 g
Grasas: 11 g
Sodio: 320 mg
Proteínas: 33 g

58. Chuletas de Cordero al Curry

Tiempo de Preparación: 15 minutos
Tiempo de Cocción: 30 minutos
Porciones: 2
Ingredientes:

- 4-4 onzas de chuletas de cordero con hueso
- 1 cucharada de aceite de canola
- 3/4 taza de jugo de naranja
- 2 cucharadas de salsa teriyaki reducida en sodio
- 2 cucharaditas de ralladura de naranja
- 1 cucharadita de curry en polvo
- 1 diente de ajo picado
- 1 cucharadita de maicena
- 2 cucharadas de agua fría

Instrucciones:

1. Dorar las chuletas de cordero por ambos lados en aceite de canola.
2. Combinar los otros cinco ingredientes y verterlos sobre la sartén. Tapar y dejar cocer a fuego lento de 15 a 20 minutos o hasta que el cordero esté tierno. Retirar del fuego y mantener caliente.
3. Combinar los dos últimos ingredientes hasta que quede suave. Mezclar con los goteos de la sartén y hervir durante 2 minutos o hasta que espese.
4. Servir con arroz al vapor si se desea.

Nutrición:
Calorías: 337
Carbohidratos: 15 g
Fibra: 1 g
Grasas: 17 g
Sodio: 402 mg
Proteínas: 30 g

59. Chuletas de Cerdo en Salsa de Pepino

Tiempo de Preparación: 4 horas y 15 minutos
Tiempo de Cocción: 15 minutos
Porciones: 4
Ingredientes:
Marinada:

- 16 onzas de lomo de cerdo, cortadas en rodajas de ½ pulgada de grosor
- 1 cebolla pequeña picada
- 2 cucharadas de jugo de limón
- 1 cucharada de perejil fresco picado
- 2 dientes de ajo picado
- 3/4 cucharadita de tomillo seco
- 1/8 cucharadita de pimienta

Salsa de Pepino:

- 1 tomate pequeño sin semillas y picado
- 2/3 taza de yogurt natural, reducido en grasas
- 1/2 taza de pepino sin semillas, picado
- 1 cucharada de cebolla, finamente picada
- 1/2 cucharadita de jugo de limón
- 1/8 cucharadita de ajo en polvo

Instrucciones:

1. Mezclar todos los ingredientes de la marinada y marinar las chuletas durante 4 horas (o toda la noche). Tapar y refrigerar.
2. Combinar todos los ingredientes de la salsa de pepino y mezclar. Tapar y refrigerar.
3. 3. Escurrir y desechar la marinada—colocar las chuletas en una sartén engrasada. Asar durante 6 a 8 minutos, cada lado a 4 pulgadas del fuego. Servir con salsa de pepino.

Nutrición:
Calorías: 177
Carbohidratos: 8 g
Fibra: 1 g
Grasas: 5 g
Sodio: 77 mg
Proteínas: 25 g

60. Chuletas de Cordero a la Parrilla

Tiempo de Preparación: 4 horas y 15 minutos
Tiempo de Cocción: 15 minutos
Porciones: 4
Ingredientes:

- 8-3 onzas de chuletas de lomo de cordero

Marinada:

- 1 cebolla pequeña cortada en rodajas
- 2 cucharadas de vinagre de vino tinto
- 1 cucharada de jugo de limón
- 1 cucharada de aceite de oliva
- 2 cucharaditas de romero fresco picado (sustituirlo por 3/4 de cucharadita de seco triturado)
- 2 cucharaditas de mostaza de Dijon
- 1 diente de ajo picado
- 1/2 cucharadita de pimienta
- 1/4 cucharadita de sal
- 1/4 cucharadita de jengibre molido

Instrucciones:

1. Cubrir las chuletas de cordero con la mezcla de la marinada. Tapar y refrigerar durante 4 horas o toda la noche.
2. Escurrir y desechar la marinada. Engrasar ligeramente la rejilla de la parrilla.
3. Asar las chuletas de cordero de 4 a 7 minutos por cada lado a fuego medio. Servir.

Nutrición:
Calorías: 164
Carbohidratos: 0 g

Fibra: 0 g
Grasas: 8 g Sodio: 112 mg Proteínas: 21 g

61. Cerdo y Orzo en un Tazón

Tiempo de Preparación: 15 minutos
Tiempo de Cocción: 30 minutos
Porciones: 6
Ingredientes:

- 24 onzas de lomo de cerdo
- 1 cucharadita de pimienta molida gruesa
- 2 cucharadas de aceite de oliva
- 3 cuartos de agua
- 1-1/4 tazas de pasta orzo, sin cocer
- 1/4 cucharadita de sal
- 1-6 onzas de paquete de espinacas baby frescas
- 1 taza de tomates de uva cortados por la mitad
- 3/4 taza de queso feta desmenuzado

Instrucciones:

1. Untar la carne de cerdo con pimienta y cortarla en cubos de un centímetro. Calentar el aceite a fuego medio en una sartén grande antiadherente y cocinar la carne de cerdo de 8 a 10 minutos.
2. Mientras tanto, hervir agua y cocer el orzo. Añadir la sal. Mantener sin tapar y cocinar durante 8 minutos. Añadir las espinacas y cocinar hasta que el orzo esté tierno (unos 45 a 60 segundos). Escurrir.
3. Añadir los tomates y calentar. Incorporar el orzo y el queso.

Nutrición:
Calorías: 372
Carbohidratos: 34 g
Fibra: 3 g
Grasas: 11 g
Sodio: 306 mg
Proteínas: 31 g

62. Medallón de Cerdo en Salsa de Alcaparras al Limón

Tiempo de Preparación: 5 minutos

Tiempo de Cocción: 30 minutos
Porciones: 4
Ingredientes:

- 1-16 onzas de lomo de cerdo, cortadas en 12 rebanadas y aplanadas de ¼ de pulgada de grosor
- 1/2 taza de harina de uso general
- 1/2 cucharadita de sal
- 1/4 cucharadita de pimienta
- 1 cucharada de mantequilla
- 1 cucharada de aceite de oliva

Salsa:

- 1 taza de caldo de pollo, reducido en sodio
- 1/4 taza de vino blanco (o ¼ de taza de caldo de pollo reducido en sodio)
- 1 diente de ajo picado
- 1 cucharada de alcaparras escurridas
- 1 cucharada de jugo de limón
- 1/2 cucharadita de romero seco machacado

Instrucciones:

1. Rebozar las lonchas de cerdo en la mezcla de harina, pimienta y sal.
2. Cocinar las rebanadas de cerdo en tandas con la mezcla de aceite y mantequilla hasta que se aclaren los jugos. Retirar de la sartén y mantener caliente.
3. Combinar los tres primeros ingredientes en la misma sartén.
4. Revolver para desprender los trozos dorados. Llevar a ebullición hasta que se reduzca a la mitad, y luego añadir el resto de los ingredientes hasta que se calienten. Servir con la carne de cerdo.

Nutrición:
Calorías: 232
Carbohidratos: 7 g
Fibra: 0 g
Grasas: 10 g
Sodio: 589 mg
Proteínas: 24 g

63. Lomo Relleno para la Temporada Festiva

Tiempo de Preparación: 15 minutos
Tiempo de Cocción: 60 minutos
Porciones: 8
Ingredientes:

- 4 cucharaditas de aceite de oliva, divididas
- 2 chalotas picadas
- 1-8-paquete de onzas de champiñones cremini en rodajas
- 3 dientes de ajo picados, divididos
- 1 cucharada de tomillo fresco picado (añadir más para aderezar)
- 1 1/2 cucharaditas de perejil fresco picado (añadir más para aderezar)
- 1/4 taza de jerez seco (o puede utilizar vinagre de vino tinto)
- 32 a 40 onzas de solomillo de ternera
- 1/2 taza de pan rallado, fresco e integral
- 1 cucharadita de sal
- 1/2 cucharadita de pimienta negra

Instrucciones:

1. Precalentar el horno a 425 F.
2. Calentar 2 cucharadas de aceite a fuego medio y cocinar las chalotas durante 5 minutos o hasta que estén tiernas. Añadir los champiñones y revolver hasta que se ablanden (unos 8 minutos).
3. Mezclar el ajo con las hierbas y cocinar un minuto más antes de añadir el jerez seco. Reducir el jerez a la mitad, luego retirar y dejar enfriar.
4. Cortar la carne a lo largo en forma de alas de mariposa. Cubrir con plástico y golpear con un mazo hasta que tenga un grosor de ½ pulgada.
5. Incorporar el pan rallado a la mezcla de champiñones antes de extenderla uniformemente sobre la carne. Dejar un espacio de 1 pulgada alrededor del borde.
6. Enrollar la carne y asegurarla con un hilo de cocina en el intervalo de una pulgada. Colocar la carne enrollada en una rejilla dentro de una sartén poco profunda.
7. Mezclar el resto de los aderezos y frotar sobre la carne asada durante 35-40 minutos para que quede medio cruda o según el grado de cocción que se desee.

8. Dejar enfriar 15-20 minutos con papel de aluminio sin apretar antes de trinchar. Servir con más tomillo y perejil.

Nutrición:

Calorías: 195
Carbohidratos: 5 g
Fibra: 1 g
Grasas: 9 g
Sodio: 381 mg
Proteínas: 21 g

64. Lomo de Cerdo Italiano

Tiempo de Preparación: 15 minutos
Tiempo de Cocción: 2 horas y 20 minutos
Porciones: 2
Ingredientes:

- 1-40 onzas de lomo de cerdo recortado
- 1 cucharadita de sal kosher
- 3 dientes de ajo machacados y pelados
- 2 cucharadas de aceite de oliva extra virgen
- 2 cucharadas de romero fresco picado
- 1 cucharada de ralladura de limón, recién rallada
- 3/4 taza de vermut seco (o sustituirlo por vino blanco)
- 2 cucharadas de vinagre de vino blanco

Instrucciones:

1. Atar el lomo con un hilo de cocina en dos lados y en el centro para que no se aplaste.
2. Triturar la sal y el ajo para hacer una pasta. Incorporar los demás ingredientes, excepto el vermut y el vinagre. Frotar la mezcla por todo el lomo y refrigerar sin tapa durante una hora.
3. Asar el lomo a una temperatura precalentada de 375 F, dándole la vuelta una o dos veces durante 40 a 50 minutos. Pasarlo a una tabla de cortar y dejarlo enfriar durante 10 minutos.
4. Mientras se enfría, verter el vermut y el vinagre en la sartén a temperatura media-alta. Cocinar a fuego lento de 2 a 4 minutos, raspando los trozos dorados y reduciendo el líquido a la mitad.
5. Retirar el hilo y cortar el asado en rodajas. Añadir el exceso de jugo a la salsa y servir.

Nutrición:

Calorías: 182
Carbohidratos: 0.6 g
Fibra: 0.1 g
Grasas: 8.3 g
Sodio: 149 mg
Proteínas: 20.6 g

65. Ternera con Chili Mediterráneo

Tiempo de Preparación: 15 minutos
Tiempo de Cocción: 25 minutos
Porciones: 4
Ingredientes:

- 8 onzas de carne molida magra
- 4 dientes de ajo picado
- 3/4 cucharadita de sal, dividida
- 1/4 cucharadita de pimienta
- 3 cucharaditas de aceite de oliva, divididas
- 1 cebolla roja mediana cortada en rodajas
- 2 calabacín mediano, en rodajas
- 1 pimiento verde de tamaño medio
- 1-28 onzas de lata de tomates en cubos, sin escurrir
- 1 cucharadita de vinagre de vino tinto
- 1 cucharadita de albahaca seca
- 1 cucharadita de tomillo seco

Instrucciones:

1. Saltear la carne en ¼ de cucharadita de sal, ajo, pimienta y una cucharadita de aceite a fuego medio hasta que la carne se dore. Escurrir y retirar. Mantener caliente.
2. En la misma sartén, verter el aceite restante y saltear la cebolla. Añadir el calabacín y el pimiento verde y revolver durante 4 a 6 minutos hasta que estén crujientes.
3. Incorporar el resto de los ingredientes. Añadir la carne de vacuno y cocinar hasta que se caliente; se sugiere servir sobre pasta o arroz integral.

Nutrición:
Calorías: 204
Carbohidratos: 18 g

Fibra: 6 g
Grasas: 9 g
Sodio: 739 mg
Proteínas: 15 g

66. Albóndigas con Salsa de Cereza

Tiempo de Preparación: 30 minutos
Tiempo de Cocción: 15 minutos
Porciones: 42
Ingredientes:

- 1 taza de pan rallado sazonado
- 1 cebolla pequeña picada
- 1 huevo grande ligeramente batido
- 3 dientes de ajo picado
- 1 cucharadita de sal
- 1/2 cucharadita de pimienta
- 16 onzas de carne molida 90% magra
- 16 onzas de carne de cerdo molida

Sauce:

- 1-lata de 21 onzas de relleno de pastel de cereza
- 1/3 taza de jerez (o sustituirlo por caldo de pollo)
- 1/3 taza de vinagre de sidra
- 1/4 taza de salsa para bistecs
- 2 cucharadas de azúcar morena
- 2 cucharadas de salsa de soja reducida en sodio
- 1 cucharadita de miel

Instrucciones:

1. Precalentar el horno a 400 F.
2. Mezclar los seis primeros ingredientes y combinarlos bien. Añadir la carne picada y mezclar bien. Formar la mezcla en bolas de una pulgada. Colocarlas en una bandeja de horno poco profunda sobre una rejilla engrasada.
3. Hornear de 11 a 13 minutos o hasta que esté bien cocido. Escurrir el jugo en una toalla de papel.
4. En una cacerola de tamaño grande, combinar todos los ingredientes de la salsa. Hervir la salsa a fuego medio. Cocinar a fuego lento sin tapar en 2 o 3 minutos o hasta que espese.

5. Añadir las albóndigas revolviendo suavemente hasta que se calienten.

Nutrición:

Calorías: 76
Carbohidratos: 7 g
Fibra: 0 g
Grasas: 3 g
Sodio: 169 mg
Proteínas: 5 g

Capítulo 6. Pan y Pizza

67. Panini de Relish de Higos

Tiempo de Preparación: 15 minutos
Tiempo de Cocción: 30 minutos
Porciones: 4
Ingredientes:

- Queso parmesano rallado, para aderezar
- Aceite de oliva
- Rúcula
- Hojas de albahaca
- Queso toma, rallado o en rodajas
- Mantequilla dulce
- 4 rebanadas de chapata

Relish de Higo:

- 1 cucharadita de mostaza seca
- Una pizca de sal
- 1 cucharadita de semillas de mostaza
- ½ taza de vinagre de sidra de manzana
- ½ taza de azúcar
- ½ lb. de higos misión con tallo y pelados

Instrucciones:

1. Crear el relish de higos picando los higos. A continuación, introducir todos los ingredientes, excepto la mostaza seca, en una olla pequeña y cocer a fuego lento durante 30 minutos hasta que se convierta en mermelada.
2. Condimentar con mostaza seca al gusto y dejar enfriar antes de refrigerar.
3. Untar con mantequilla dulce dos rebanadas de pan de chapata y cubrir con lo siguiente: queso, hojas de albahaca, rúcula y relish de higos, luego cubrir con la rebanada de pan restante.
4. Asar el Panini hasta que el queso se derrita y el pan esté crujiente y con crestas.

Nutrición:
Calorías: 264
Carbohidratos: 55.1g
Proteínas: 6.0g
Grasa: 4.2g

68. Quesadilla de Frutas y Queso

Tiempo de Preparación: 15 minutos
Tiempo de Cocción: 15 minutos
Porciones: 1
Ingredientes:

- ¼ taza de queso jack rallado a mano
- ½ taza de mango fresco finamente picado
- 1 tortilla integral grande
- 1 cucharada de cilantro fresco picado

Instrucciones:

1. En un tazón mediano, mezclar el cilantro y el mango.
2. Colocar la mezcla de mango dentro de la tortilla y cubrir con el queso.
3. Meter en un horno precalentado a 350 F y hornear hasta que el queso se derrita por completo, unos 10 a 15 minutos.

Nutrición:
Calorías: 169
Grasa: 9g
Proteínas: 7g
Carbohidratos: 15g

69. Focaccia de Ajo y Tomate Sin Gluten

Tiempo de Preparación: 15 minutos
Tiempo de Cocción: 20 minutos
Porciones: 8
Ingredientes:

- 1 huevo
- ½ cucharadita de jugo de limón
- 1 cucharada de miel
- 4 cucharada de aceite de oliva
- Una pizca de azúcar

- 1 ¼ taza de agua tibia
- 1 cucharada de levadura seca activa
- 2 cucharadita de romero picado
- 2 cucharadita de tomillo picado
- 2 cucharadita de albahaca picada
- 2 dientes de ajo picados
- 1 ¼ cucharadita de sal marina
- 2 cucharadita de goma xantana
- ½ taza de harina de mijo
- 1 taza de fécula de patata, no de harina
- 1 taza de harina de sorgo
- Harina de maíz sin gluten para espolvorear

Instrucciones:

1. Durante 5 minutos, encender el horno y luego apagarlo manteniendo la puerta del horno cerrada.
2. En un tazón pequeño, mezclar agua tibia y una pizca de azúcar. Añadir la levadura y mezclar suavemente. Dejar reposar durante 7 minutos.
3. En un tazón grande, batir bien las hierbas, el ajo, la sal, la goma xantana, la fécula y las harinas.
4. Una vez que la levadura haya terminado de fermentar, verterla en un tazón con las harinas. Batir el huevo, el jugo de limón, la miel y el aceite de oliva. Mezclar bien y colocar en un molde cuadrado bien engrasado y espolvoreado con harina de maíz.
5. Cubrir con ajo fresco, más hierbas y rodajas de tomate. Colocar en el horno calentado y dejar fermentar durante media hora.
6. Encender el horno a 375oF, y después de precalentarlo, programarlo para 20 minutos. La focaccia estará lista cuando la parte superior esté ligeramente dorada.
7. Sacar del horno y de la sartén inmediatamente y dejar enfriar. Se sirve mejor cuando está caliente.

Nutrición:

Calorías: 251
Carbohidratos: 38.4g
Proteínas: 5.4g
Grasa: 9.0g

70. Panecillos de Ajo y Romero

Tiempo de Preparación: 15 minutos
Tiempo de Cocción: 20 minutos
Porciones: 8
Ingredientes:

- 2 dientes de ajo picados
- 1 cucharadita de romero seco machacado
- ½ cucharadita de vinagre de sidra de manzana
- 2 cucharadas de aceite de oliva
- 2 huevos
- 1 ¼ cucharadita de sal
- 1 ¾ cucharadita de goma xantana
- ½ taza de maicena de tapioca
- ¾ taza de harina de arroz integral
- 1 taza de harina de sorgo
- 2 cucharaditas de levadura activa seca
- 1 cucharada de miel
- ¾ taza de agua caliente

Instrucciones:

1. Mezclar bien el agua y la miel en un tazón pequeño y añadir la levadura. Dejarlo reposar durante 7 minutos exactos.
2. En un tazón grande, mezclar lo siguiente con una batidora de paletas: ajo, romero, sal, goma xantana, harina de sorgo, maicena de tapioca y harina de arroz integral.
3. En un tazón mediano, batir el vinagre, el aceite de oliva y los huevos.
4. En el tazón de las fijaciones secas, verter la mezcla de vinagre y levadura, y mezclar bien.
5. Engrasar un molde de 12 muffins con spray de cocina. Transferir la masa uniformemente en 12 moldes para muffins y dejarla 20 minutos para que fermente.
6. A continuación, precalentar el horno a 375 F y hornear los panecillos hasta que la parte superior esté dorada, alrededor de 17 a 19 minutos.

7. Retirar los panecillos del horno y de los moldes para muffins inmediatamente y dejarlos enfriar. Se sirven mejor cuando están calientes.

Nutrición:
Calorías: 200
Carbohidratos: 34.3g
Proteínas: 4.2g
Grasa: 5.4g

71. Hamburguesas a la Parrilla con Champiñones

Tiempo de Preparación: 15 minutos
Tiempo de Cocción: 10 minutos
Porciones: 4
Ingredientes:

- 2 lechugas Bibb, cortadas por la mitad
- 4 rodajas de cebolla roja
- 4 rodajas de tomate
- 4 bollos de trigo integral, tostados
- 2 cucharada de aceite de oliva
- ¼ cucharadita de pimienta de cayena, opcional
- 1 diente de ajo picado
- 1 cucharada de azúcar
- ½ taza de agua
- 1/3 taza de vinagre balsámico
- 4 sombreros de champiñones Portobello grandes, de unos 15 centímetros de diámetro

Instrucciones:

1. Retirar los tallos de los champiñones y limpiarlos con un paño húmedo. Ponerlos en una fuente de horno con la parte superior hacia arriba.
2. En un tazón, mezclar bien el aceite de oliva, la pimienta de cayena, el ajo, el azúcar, el agua y el vinagre. Verter sobre los champiñones y marinarlos en el refrito durante al menos una hora.

3. Una vez que la hora esté casi terminada, precalentar la parrilla a fuego medio-alto y engrasar la rejilla de la parrilla.
4. Asar los champiñones durante cinco minutos por lado o hasta que estén tiernos. Untar los champiñones con la marinada, para que no se sequen.
5. Para el montaje, colocar ½ panecillo en un plato, cubrir con una rodaja de cebolla, un champiñón, un tomate y una hoja de lechuga.
6. Cubrir con la otra mitad superior del bollo. Repetir el proceso con el resto de los ingredientes, servir y disfrutar.

Nutrición:

Calorías: 244.1
Carbohidratos: 32g
Proteínas: 8.1g
Grasa: 9.3g

72. Panini de Filete de Pescado a las Hierbas

Tiempo de Preparación: 15 minutos
Tiempo de Cocción: 25 minutos
Porciones: 4
Ingredientes:

- 4 rebanadas de pan grueso de masa madre
- 4 rodajas de queso mozzarella
- 1 champiñón portabella, en rodajas
- 1 cebolla pequeña, en rodajas
- 6 cucharada de aceite
- 4 filetes de pescado al ajo y a las hierbas

Instrucciones:

1. Preparar los filetes añadiendo sal, pimienta y hierbas (romero, tomillo, perejil, lo que se desee).
2. A continuación, mezclar con la harina antes de freír en aceite hirviendo. Una vez bien dorado, retirar del aceite y reservar.
3. A fuego medio-alto, saltear durante cinco minutos las cebollas y los champiñones en una sartén con 2 cucharadas de aceite.
4. Preparar el pan de masa madre colocando en capas lo siguiente: el queso, el filete de pescado, la mezcla de cebolla y el queso de nuevo antes de cubrir con otra rebanada de pan.

5. Gratinar en la prensa de Panini hasta que el queso esté derretido y el pan esté crujiente y con bordes.

Nutrición:
Calorías: 422
Carbohidratos: 13.2g
Proteínas: 51.2g
Grasa: 17.2g

73. Pan Plano Italiano Sin Gluten

Tiempo de Preparación: 15 minutos
Tiempo de Cocción: 30 minutos
Porciones: 8
Ingredientes:

- 1 cucharada de sidra de manzana
- 2 cucharadas de agua
- ½ taza de yogurt
- 2 cucharadas de mantequilla
- 2 cucharadas de azúcar
- 2 huevos
- 1 cucharadita de goma xantana
- ½ cucharadita de sal
- 1 cucharadita de bicarbonato de sodio
- 1 ½ cucharadita de polvo de hornear
- ½ taza de maicena de patata, no harina de patata
- ½ taza de harina de tapioca
- ¼ taza de harina de arroz integral
- 1/3 taza de harina de sorgo

Instrucciones:

1. Con papel pergamino, forrar un molde para hornear de 8 x 8 pulgadas y engrasar el papel pergamino. Precalentar el horno a 375oF.
2. Mezclar la goma xantana, la sal, el bicarbonato, la levadura en polvo, todas las harinas y la maicena en un tazón grande.
3. Batir bien el azúcar y los huevos en un tazón mediano hasta que estén cremosos. Añadir el vinagre, el agua, el yogurt y la mantequilla. Batir bien.

4. Verter la mezcla de huevo en un tazón de harinas y mezclar bien. Transferir la masa pegajosa al sartén preparado y hornear durante 25 a 30 minutos.
5. Si la parte superior del pan comienza a dorarse mucho, cubrir la parte superior con papel de aluminio y seguir horneando hasta que esté hecho.
6. Sacar del horno y de la sartén enseguida y dejar enfriar. Se sirve mejor cuando está caliente.

Nutrición:
Calorías: 166
Carbohidratos: 27.8g
Proteínas: 3.4g
Grasa: 4.8g

74. Pizza para Desayunar

Tiempo de Preparación: 15 minutos
Tiempo de Cocción: 30 minutos
Porciones: 6
Ingredientes:

- 2 cucharadas de harina de coco
- 2 tazas de coliflor rallada
- ½ cucharadita de sal
- 1 cucharada de cáscara de psilio en polvo
- 4 huevos

Aderezos:

- Aguacate
- Salmón ahumado
- Hierbas
- Aceite de oliva
- Espinacas

Instrucciones:

1. Calentar el horno a 360 grados y engrasar una bandeja de pizza.
2. Mezclar todos los ingredientes en un tazón, excepto los aderezos, y reservar.
3. Verter la masa de pizza en el sartén y moldearla con las manos hasta conseguir una masa de pizza uniforme.

4. Cubrir la pizza con los aderezos y llevarla al horno.
5. Hornear en 15 minutos hasta que se dore y sacar del horno para servir.

Nutrición:

Calorías: 454
Carbohidratos: 16g
Grasas: 31g
Proteínas: 22g
Sodio: 1325mg
Azúcar: 4.4g

75. Pizza de Harina de Coco

Tiempo de Preparación: 15 minutos
Tiempo de Cocción: 35 minutos
Porciones: 4
Ingredientes:

- 2 cucharadas de cáscara de psilio en polvo
- ¾ taza de harina de coco
- 1 cucharadita de ajo en polvo
- ½ cucharadita de sal
- ½ cucharadita de bicarbonato de sodio
- 1 taza de agua hirviendo
- 1 cucharadita de vinagre de sidra de manzana
- 3 huevos

Aderezos:

- 3 cucharadas de salsa de tomate
- 1½ oz. de queso mozzarella
- 1 cucharada de albahaca, recién picada

Instrucciones:

1. Calentar el horno a 350 grados F, luego aceitar una bandeja para hornear.
2. Mezclar la harina de coco, la sal, la cáscara de psilio en polvo y el ajo en polvo hasta que estén bien combinados. Añadir los huevos, el vinagre de sidra de manzana y el bicarbonato de sodio y amasar con agua hirviendo.
3. Colocar la masa en una bandeja para hornear y cubrirla con los ingredientes. Emplatar y servir caliente.

Nutrición:
Calorías: 173
Carbohidratos: 16.8g
Grasas: 7.4g
Proteínas: 10.4g
Sodio: 622mg
Azúcar: 0.9g

76. Minicortezas de Pizza

Tiempo de Preparación: 15 minutos
Tiempo de Cocción: 20 minutos
Porciones: 4
Ingredientes:

- 1 taza de harina de coco, tamizada
- 8 huevos grandes, 5 huevos enteros y 3 claras de huevo
- ½ cucharadita de polvo de hornear
- Especias italianas, al gusto
- Sal y pimienta negra, al gusto

Para la salsa de la pizza:

- 2 dientes de ajos, machacados
- 1 cucharadita de albahaca seca
- ½ taza de salsa de tomate
- ¼ cucharadita de sal marina

Instrucciones:

1. Calentar el horno a 350 grados F, luego engrasar una bandeja para hornear.
2. Mezclar los huevos y las claras de huevo en un tazón grande. Incorporar la harina de coco, el polvo de hornear, las especias italianas, la sal y la pimienta negra.
3. Hacer pequeñas bolas de masa con esta mezcla y presionarlas en la bandeja de horno.
4. Llevar al horno y hornear durante unos 20 minutos. Dejar enfriar las bases de pizza y reservar.
5. Combinar todos los ingredientes para la salsa de la pizza y dejarlos a temperatura ambiente durante media hora.
6. Repartir esta salsa de pizza sobre las cortezas de pizza y servir.

Nutrición:
Calorías: 170
Carbohidratos: 5.7g
Grasas: 10.5g
Proteínas: 13.6g
Sodio: 461mg
Azúcar: 2.3g

77. Pizza de Pepperoni

Tiempo de Preparación: 15 minutos
Tiempo de Cocción: 40 minutos
Porciones: 4
Ingredientes:

- Corteza
- 6 oz. de queso mozzarella rallado
- 4 huevos

Aderezo:

- 1 cucharadita de orégano seco
- 1½ oz. de pepperoni
- 3 cucharadas de pasta de tomate
- 5 oz. de queso mozzarella rallado
- Aceitunas

Instrucciones:

1. Calentar el horno a 400 grados F y engrasar una bandeja para hornear.
2. Batir los huevos y el queso en un tazón y distribuirlos en una bandeja para hornear.
3. Llevar al horno y hornear durante unos 15 minutos hasta que se dore. Sacar del horno y dejar que se enfríe.
4. Aumentar la temperatura del horno a 450 grados F. Untar la pasta de tomate en la corteza y cubrir con orégano, pepperoni, queso y aceitunas por encima.
5. Hornear de nuevo durante 10 minutos y servir caliente.

Nutrición:
Calorías: 356

Carbohidratos: 6.1g
Grasas: 23.8g
Proteínas: 30.6g
Sodio: 790mg
Azúcar: 1.8g

78. Pizza de Corteza Fina Baja en Carbohidratos

Tiempo de Preparación: 15 minutos
Tiempo de Cocción: 25 minutos
Porciones: 6
Ingredientes:

- 2 cucharadas de salsa de tomate
- 1/8 cucharadita de pimienta negra
- 1/8 cucharadita de copos de chile
- 1- trozo de pan de pita bajo en carbohidratos
- 2 onzas de queso mozzarella de baja humedad
- 1/8 cucharadita de ajo en polvo

Aderezos:

- Tocino, pimientos rojos asados, espinacas, aceitunas, pesto, alcachofas, salami, pepperoni, carne asada, jamón curado, aguacate, jamón, pasta de chile, Sriracha

Instrucciones:

1. Calentar el horno a 450 grados F, luego engrasar una bandeja para hornear.
2. Mezclar en un tazón la salsa de tomate, la pimienta negra, los copos de chile y el ajo en polvo y reservar.
3. Colocar el pan de pita bajo en carbohidratos en el horno y hornear durante unos 2 minutos. Sacar del horno y untar la salsa de tomate sobre él.
4. Añadir el queso mozzarella y cubrir con tus aderezos favoritos. Hornear de nuevo durante 3 minutos y emplatar.

Nutrición:
Calorías: 254
Carbohidratos: 12.9g
Grasas: 16g
Proteínas: 19.3g Sodio: 255mg Azúcar: 2.8g

79. Pizza de Pollo BBQ

Tiempo de Preparación: 15 minutos
Tiempo de Cocción: 30 minutos
Porciones: 4
Ingredientes:

- Corteza de pizza sin productos lácteos
- 6 cucharadas de queso parmesano
- 6 huevos grandes
- 3 cucharadas de cáscara de psilio en polvo
- Sal y pimienta negra, al gusto
- 1½ cucharaditas de condimento italiano

Aderezos:

- 6 oz. de pollo asado, desmenuzado
- 4 oz. de queso cheddar
- 1 cucharada de mayonesa
- 4 cucharadas de salsa de tomate
- 4 cucharadas de salsa BBQ

Instrucciones:

1. Calentar el horno a 400 grados F y engrasar una fuente de horno.
2. Colocar todos los ingredientes de la masa de pizza en una batidora de inmersión y batir hasta que quede suave. Extender la mezcla de la masa en la fuente de horno y transferirla al horno.
3. Hornear durante unos 10 minutos y cubrir con los ingredientes favoritos. Hornear durante unos 3 minutos y emplatar.

Nutrición:
Calorías: 356
Carbohidratos: 2.9g
Grasas: 24.5g
Proteínas: 24.5g
Sodio: 396mg Azúcar: 0.6g

80. Pizza con Corteza de Pollo Búfalo

Tiempo de Preparación: 15 minutos
Tiempo de Cocción: 25 minutos
Porciones: 6
Ingredientes:

- 1 taza de mozzarella de leche entera, rallada

- 1 cucharadita de orégano seco
- 2 cucharadas de mantequilla
- 1- libra de muslos de pollo, deshuesados y sin piel
- 1 huevo grande
- ¼ cucharadita de pimienta negra
- ¼ cucharadita de sal
- 1 tallo de apio
- 3 cucharadas de Franks Red Hot Original
- 1 tallo de cebolla verde
- 1 cucharada de nata agria
- 1- onza de queso azul, desmenuzado

Instrucciones:

1. Calentar el horno a 400 grados F y engrasar una fuente de horno.
2. Procesar los muslos de pollo en un procesador de alimentos hasta que esté suave. Pasar a un tazón grande y agregar huevo, ½ taza de mozzarella rallada, orégano, pimienta negra y sal para formar una masa.
3. Extender la masa de pollo en la fuente de horno y trasladarla al horno. Hornear durante unos 25 minutos y reservar.
4. Mientras tanto, calentar la mantequilla y añadir el apio y cocinar durante unos 4 minutos—Mezclar la Franks Red Hot Original con la crema agria en un tazón pequeño.
5. Extender la mezcla de salsa sobre la corteza, poner una capa con el apio cocido y la ½ taza restante de mozzarella y el queso azul. Hornear de nuevo durante 10 minutos, hasta que el queso se derrita.

Nutrición:

Calorías: 172
Carbohidratos: 1g
Grasas: 12.9g
Proteínas: 13.8g
Sodio: 172mg
Azúcar: 0.2g

81. Pizza con Pimientos Frescos y Albahaca

Tiempo de Preparación: 15 minutos
Tiempo de Cocción: 25 minutos
Porciones: 3
Ingredientes:
Base de Pizza:

- ½ taza de harina de almendra
- 2 cucharadas de queso crema
- 1 cucharadita de condimento italiano
- ½ cucharadita de pimienta negra
- 6 onzas de queso mozzarella
- 2 cucharadas de cáscara de psilio
- 2 cucharadas de queso parmesano fresco
- 1 huevo grande
- ½ cucharadita de sal

Aderezos:

- 4 onzas de queso cheddar rallado
- ¼ taza de salsa marinara
- 2/3 pimiento mediano
- 1 tomate en rama mediano
- 3 cucharadas de albahaca fresca picada

Instrucciones:

1. Calentar el horno a 400 grados F y engrasar una fuente de horno.
2. Calentar en el microondas el queso mozzarella durante unos 30 segundos y cubrir con el resto de la masa de la pizza.
3. Añadir el resto de los ingredientes de la pizza al queso y mezclar. Aplanar la masa y trasladarla al horno.
4. Hornear durante unos 10 minutos. Retirar y cubrir la pizza con los aderezos y hornear durante otros 10 minutos. Sacar la pizza del horno y dejarla enfriar.

Nutrición:
Calorías: 411
Carbohidratos: 6.4g
Grasas: 31.3g
Proteínas: 22.2g
Sodio: 152mg
Azúcar: 2.8g

Capítulo 7. Recetas de Frutas y Postres

82. Ganache de Chocolate

Dificultad: Nivel principiante
Tiempo de Preparación: 10 minutos
Tiempo de Cocción: 16 minutos
Porciones: 16
Tamaño/Porción: 2 cucharadas
Ingredientes:

- 9 onzas de chocolate agridulce, picado
- 1 taza de nata espesa
- 1 cucharada de ron oscuro (opcional)

Instrucciones

1. Colocar el chocolate en un tazón mediano. Cocinar la nata en una cacerola pequeña a fuego medio.
2. Llevar a ebullición. Cuando la nata haya alcanzado el punto de ebullición, verter el chocolate troceado y batir hasta que esté suave. Revolver el ron si se desea.
3. Dejar que el ganache se enfríe ligeramente antes de verterlo sobre la tarta. Empezar por el centro de la tarta y trabajar hacia el exterior. Para obtener un glaseado o relleno de chocolate esponjoso, dejarlo enfriar hasta que esté espeso y batirlo con un batidor hasta que esté ligero y esponjoso.

Nutrición:
142 calorías10.8g grasa1.4g proteína

83. Fresas Cubiertas de Chocolate

Dificultad: Nivel principiante
Tiempo de Preparación: 15 minutos
Tiempo de Cocción: 0 minuto
Porciones: 24
Tamaño/Porción: 2 unidades
Ingredientes

- 16 onzas de chips de chocolate con leche
- 2 cucharadas de manteca
- 1- libra de fresas frescas con hojas

Instrucciones

1. En un baño de María, derretir el chocolate y la manteca, revolviendo ocasionalmente hasta que esté suave. Perforar la parte superior de las fresas con palillos y sumergirlas en la mezcla de chocolate.
2. Girar las fresas y poner el palillo en espuma de poliestireno para que el chocolate se enfríe.

Nutrición:

115 calorías

7.3g grasa

1.4g proteína

84. Postre de Ángel de Fresa

Dificultad: Nivel principiante
Tiempo de Preparación: 15 minutos
Tiempo de Cocción: 0 minutos
Porciones: 18
Tamaño/Porción: 1 taza
Ingredientes

- 1 pastel de ángel (10 pulgadas)
- 2 paquetes de queso crema ablandado
- 1 taza de azúcar blanca
- 1 contenedor (8 oz. de) de espuma congelada, descongelada
- 1 litro de fresas frescas, cortadas en rodajas
- 1 tarro de glaseado de fresa

Instrucciones

1. Desmenuzar el pastel en una fuente de 9 x 13 pulgadas.
2. Batir el queso crema y el azúcar en un tazón mediano hasta que la mezcla sea ligera y esponjosa. Incorporar la cobertura batida. Aplastar el bizcocho con las manos y extender la mezcla de queso crema sobre el bizcocho.
3. Combinar las fresas y el glaseado en un tazón hasta que las fresas estén bien cubiertas. Extender sobre la capa de queso crema. Enfriar hasta que esté listo para servir.

Nutrición:

261 calorías

11g grasa

3.2g proteína

85. Pizza de Frutas

Dificultad: Nivel principiante
Tiempo de Preparación: 30 minutos
Tiempo de Cocción: 0 minuto
Porciones: 8
Tamaño/Porción: 1 rebanada
Ingredientes

- 1 (18-oz) paquete de masa de galletas de azúcar
- 1 paquete (8 onzas) de queso crema, ablandado
- 1 (8-oz) relleno congelado, descongelado
- 2 tazas de fresas recién cortadas
- 1/2 taza de azúcar blanca
- 1 pizca de sal
- 1 cucharada de harina de maíz
- 2 cucharadas de jugo de limón
- 1/2 taza de jugo de naranja
- 1/4 taza de agua
- 1/2 cucharadita de ralladura de naranja

Instrucciones

1. Preparar el horno a 175 ° C. Cortar la masa de galletas y colocarla en un molde para pizza engrasado. Presionar la masa de forma plana en el molde. Hornear de 10 a 12 minutos. Dejar enfriar.
2. Ablandar el queso crema en un tazón grande y luego agregar la cobertura batida. Distribuir sobre la corteza enfriada.
3. Empezar con las fresas cortadas por la mitad. Colocarlas en un círculo alrededor del borde exterior. Continuar con la fruta de tu elección yendo hacia el centro. Si utilizas plátanos, sumérgelos en jugo de limón. A continuación, hacer una salsa con una cuchara sobre la fruta.
4. Combinar el azúcar, la sal, la harina de maíz, el jugo de naranja, el jugo de limón y el agua en un sartén. Hervir y revolver a fuego medio. Hervir durante 1 o 2 minutos hasta que espese. Retirar del fuego y añadir la ralladura de naranja. Colocar sobre la fruta.
5. Dejar enfriar dos horas, cortar en cuartos y servir.

Nutrición

535 calorías
30g grasa; 5.5g proteína

86. Pastel Crujiente de Fresa y Ruibarbo

Dificultad: Nivel principiante
Tiempo de Preparación: 15 minutos
Tiempo de Cocción: 45 minutos
Porciones: 18
Tamaño/Porción: 1 taza
Ingredientes

- 1 taza de azúcar blanca
- 3 cucharadas de harina común
- 3 tazas de fresas frescas, cortadas en rodajas
- 3 tazas de ruibarbo, cortadas en cubos
- 1 1/2 taza de harina
- 1 taza de azúcar morena envasada
- 1 taza de mantequilla
- 1 taza de avena

Instrucciones

1. Precalentar el horno a 190 ° C.
2. Combinar la azúcar blanca, 3 cucharadas de harina, las fresas y el ruibarbo en un tazón grande. Colocar la mezcla en una fuente de horno de 9 x 13 pulgadas.
3. Mezclar 1 1/2 tazas de harina, azúcar morena, mantequilla y avena hasta obtener una textura desmenuzable. Se puede utilizar una batidora para ello. Desmenuzar la mezcla de ruibarbo y fresa.
4. Hornear durante 45 minutos.

Nutrición:
253 calorías
10.8g grasa
2.3g proteína

87. Postre de Banana con Chispas de Chocolate

Dificultad: Nivel principiante
Tiempo de Preparación: 20 minutos
Tiempo de Cocción: 20 minutos

Porciones: 24
Tamaño/Porción:

Ingredientes

- 2/3 taza de azúcar blanca
- 3/4 taza de mantequilla
- 2/3 taza de azúcar morena
- 1 huevo ligeramente batido
- 1 cucharadita de extracto de vainilla
- 1 taza de puré de banana
- 1 3/4 taza de harina
- 2 cucharaditas de polvo de hornear
- 1/2 cucharadita de sal
- 1 taza de chispas de chocolate semidulce

Instrucciones:

1. Preparar el horno a 175 ° C. Engrasar y hornear un molde de 10 x 15 pulgadas.
2. Batir la mantequilla, la azúcar blanca y la azúcar morena en un tazón grande hasta que esté ligera. Batir el huevo y la vainilla. Incorporar el puré de banana: mezclar la levadura en polvo, la harina y la sal en otro tazón. Mezclar la mezcla de harina con la de mantequilla. Incorporar los trozos de chocolate. Distribuir en el sartén.
3. Hornear durante 20 minutos. Enfriar antes de cortar en cuadrados.

Nutrición:
174 calorías
8.2g grasa
1.7g proteína

88. Relleno de Pastel de Manzana

Dificultad: Nivel principiante
Tiempo de Preparación: 20 minutos
Tiempo de Cocción: 12 minutos
Porciones: 40
Tamaño/Porción: 1 taza
Ingredientes

- 18 tazas de manzanas picadas
- 3 cucharadas de jugo de limón
- 10 tazas de agua
- 4 1/2 tazas de azúcar blanca
- 1 taza de harina de maíz
- 2 cucharaditas de canela molida
- 1 cucharadita de sal
- 1/4 de cucharadita de nuez moscada molida

Instrucciones

1. Mezclar las manzanas con el jugo de limón en un tazón grande y reservar. Verter el agua en un horno holandés a fuego medio. Combinar la azúcar, la harina de maíz, la canela, la sal y la nuez moscada en un tazón. Añadir al agua, mezclar bien y llevar a ebullición. Cocer durante 2 minutos revolviendo continuamente.
2. Volver a hervir las manzanas. Bajar el fuego, tapar y cocer a fuego lento durante 8 minutos. Dejar enfriar durante 30 minutos.
3. Verter en cinco recipientes de freezer y dejar 1/2 pulgada de espacio libre. Enfriar a temperatura ambiente.
4. Sellar y congelar

Nutrición:

129 calorías

0.1g grasa

0.2g proteína

89. Postre de Sándwich de Helado

Dificultad: Nivel principiante

Tiempo de Preparación: 20 minutos

Tiempo de Cocción: 0 minuto

Porciones: 12

Tamaño/Porción: 2 cuadrados

Ingredientes

- 22 sándwiches de helado
- Crema batida congelada en un recipiente de 16 onzas, descongelada
- 1 tarro (12 oz. de) de helado de caramelo
- 1 1/2 tazas de cacahuetes salados

Instrucciones

1. Cortar un sándwich con hielo en dos. Colocar un sándwich entero y medio sándwich en un lado pequeño de una fuente de horno de 9 x 13 pulgadas. Repetir esto hasta cubrir el fondo, alternando el sándwich entero y el medio sándwich.
2. Distribuir la mitad de la crema batida. Verter el caramelo por encima. Espolvorear con la mitad de los cacahuetes. Hacer capas con el resto de los sándwiches de helado, la nata montada y los cacahuetes.
3. Cubrir y congelar hasta 2 meses. Sacar del congelador 20 minutos antes de servir. Cortar en cuadrados.

Nutrición:
559 calorías
28.8g grasa
10g proteína

90. Biscotti de Arándanos y Pistacho

Dificultad: Nivel principiante
Tiempo de Preparación: 15 minutos
Tiempo de Cocción: 35 minutos
Porciones: 36
Tamaño/Porción: 2 rebanadas
Ingredientes

- 1/4 taza de aceite de oliva ligero
- 3/4 taza de azúcar blanca
- 2 cucharaditas de extracto de vainilla
- 1/2 cucharadita de extracto de almendra
- 2 huevos
- 1 3/4 taza de harina para todo uso
- 1/4 cucharadita de sal
- 1 cucharadita de polvo de hornear
- 1/2 taza de arándanos secos
- 1 1/2 taza de pistachos

Instrucciones

1. Preparar el horno a 150 ° C
2. Combinar el aceite y el azúcar en un tazón grande hasta obtener una mezcla homogénea. Incorporar la vainilla y el extracto de almendra y añadir los huevos. Combinar la harina, la sal y la

levadura en polvo; añadir gradualmente a la mezcla de huevos — mezclar los arándanos y las nueces con la mano.

3. Dividir la masa por la mitad — formar dos rollos de 12 x 2 pulgadas en una bandeja para hornear con papel pergamino. La masa puede ser pegajosa, mojar las manos con agua fría para que sea más fácil de manejar la masa.
4. Hornear en el horno precalentado durante 35 minutos o hasta que los bloques estén dorados. Sacar del horno y dejar enfriar durante 10 minutos. Reducir el calor del horno a 275 grados F (135 grados C).
5. Cortar en diagonal en rodajas de 3/4 de pulgada de grosor. Colocarlas a los lados en la bandeja de hornear cubierta con pergamino — Hornear durante unos 8 a 10 minutos

Nutrición:
92 calorías
4.3g grasa
2.1g proteína

91. Postre de Crema de Hojaldre

Dificultad: Nivel principiante
Tiempo de Preparación: 20 minutos
Tiempo de Cocción: 36 minutos
Porciones: 12
Tamaño/Porción: 2
Ingredientes
Hojaldre

- 1 taza de agua
- 1/2 taza de mantequilla
- 1 taza harina todo uso
- 4 huevos

Relleno

- 1 paquete (8 onzas) de queso crema, ablandado
- 3 1/2 tazas de leche fría
- 2 paquetes (4 onzas) de mezcla de pudín de chocolate instantáneo

Cobertura

- 1 paquete (8 onzas) de cobertura de nata montada congelada, descongelada
- 1/4 de taza de cobertura con sabor a chocolate con leche
- 1/4 relleno de caramelo de taza
- 1/3 taza de copos de almendra

Instrucciones:

1. Poner el horno a 200 grados C (400 grados F). Engrasar una fuente de horno de 9 x 13 pulgadas.
2. Derretir la mantequilla en el agua en una sartén mediana a fuego medio. Verter la harina de golpe y mezclar enérgicamente hasta que la mezcla forme una bola. Retirar del fuego y dejar reposar durante 5 minutos. Batir los huevos uno a uno hasta que estén suaves y brillantes. Repartir en el sartén preparado.
3. Hornear en el horno precalentado de 30 a 35 minutos, hasta que se hinche y se dore. Dejar enfriar completamente sobre una rejilla.
4. Mientras el hojaldre se enfría, mezclar la mezcla de queso crema, la leche y el pudín. Distribuir sobre el hojaldre enfriado. Enfriar durante 20 minutos.
5. Distribuir la nata montada sobre la cobertura enfriada y rociar con la salsa de chocolate y caramelo. Rociar con las almendras. Congelar 1 hora antes de servir.

Nutrición:
355 calorías
22.3g grasa
8.7g proteína

92. Postre de Durazno Fresco

Dificultad: Nivel principiante
Tiempo de Preparación: 30 minutos
Tiempo de Cocción: 27 minutos
Porciones: 15
Tamaño/Porción: 1 taza
Ingredientes

- 16 galletas graham enteras, trituradas
- 3/4 taza de mantequilla derretida
- 1/2 taza de azúcar blanca

- 4 1/2 tazas de malvaviscos en miniatura
- 1/4 taza de leche
- 1 pinta de crema de leche
- 1/3 taza de azúcar blanca
- 6 duraznos frescos grandes - pelados, sin semillas y cortados en rodajas

Instrucciones:

1. En un tazón, mezclar las migas de la galleta graham, la mantequilla derretida y 1/2 taza de azúcar. Mezclar hasta obtener una mezcla homogénea, guardar 1/4 taza de la mezcla para el relleno. Colocar el resto de la mezcla en el fondo de un molde para hornear de 9 x 13 pulgadas.
2. Calentar los malvaviscos y la leche en un sartén grande a fuego lento y revolver hasta que los malvaviscos estén completamente derretidos. Retirar del fuego y dejar enfriar.
3. Batir la nata en un tazón grande hasta que se formen picos suaves. Batir 1/3 de taza de azúcar hasta que la nata forme picos firmes. Añadir la nata montada a la mezcla de malvavisco enfriada.
4. Dividir la mitad de la mezcla de nata sobre la corteza, colocar los duraznos sobre la nata y dividir el resto de la mezcla de nata sobre los duraznos. Espolvorear la mezcla de migas sobre la crema. Enfriar hasta que esté listo para servir.

Nutrición:

366 calorías

22.5g grasa

1.9g proteína

93. Postre de Arándanos

Dificultad: Nivel principiante

Tiempo de Preparación: 30 minutos

Tiempo de Cocción: 20 minutos

Porciones: 28

Tamaño/Porción: 1 rebanada

Ingredientes

- 1/2 taza de mantequilla
- 2 tazas de azúcar blanca

- 36 galletas graham, trituradas
- 4 huevos
- 2 paquetes de queso crema, ablandado
- 1 cucharadita de extracto de vainilla
- 2 latas de relleno de tarta de arándanos
- 1 paquete (16 onzas) de crema batida congelada, descongelada

Instrucciones:

1. Cocinar la mantequilla y espolvorear 1 taza de azúcar y galletas graham. Colocar esta mezcla en un plato de 9x13.
2. Batir los huevos. Batir poco a poco el queso crema, el azúcar y la vainilla en los huevos.
3. Verter la mezcla de huevos y queso crema sobre la corteza de galletas graham. Hornear de 15 a 20 minutos a 165 ° C (325 ° F). Enfriar.
4. Verter el relleno de la tarta de arándanos sobre el postre horneado. Esparcir la crema batida no láctea sobre la fruta. Enfriar hasta que esté listo para servir.

Nutrición:

354 calorías
15.4g grasa
3.8g proteína

94. Buen Dulce

Dificultad: Nivel intermedio
Tiempo de Preparación: 10 minutos
Tiempo de Cocción: 10 minutos
Porciones: 2
Tamaño/Porción: 1 taza
Ingredientes:

- Tomates, ¼ de cucharadita, picados
- Pepino, ¼ de cucharadita, picado
- Miel, 2 cucharadas
- Otras verduras/fríjoles opcionales

Instrucciones:

1. Batir bien los ingredientes.

2. En un tazón, revolver para cubrir con la miel lo más suavemente posible.

Nutrición:
187 Calorías
15.6g Grasa
2g Proteína

95. El Sabor del Postre

Dificultad: Nivel intermedio
Tiempo de Preparación: 15 minutos
Tiempo de Cocción: 0 minutos
Porciones: 2
Tamaño/Porción: 1 tazón
Ingredientes:

- Cilantro, 1 cucharada
- Cebolla verde, 1 cucharada
- Mango, 1 pelado, sin semillas y picado
- Pimiento morrón, ¼ taza, picado
- Miel, 2 cucharadas

Instrucciones:

1. Incorporar todos los ingredientes.
2. Servir cuando esté bien combinado.

Nutrición:
21 Calorías
0.1g Grasa
0.3g Proteína

96. Zanahorias con Miel

Dificultad: Nivel intermedio
Tiempo de Preparación: 5 minutos
Tiempo de Cocción: 15 minutos
Porciones: 2
Tamaño/Porción: 8 onzas
Ingredientes:

- Zanahorias baby, 16 onzas
- Azúcar morena, ¼ taza

Instrucciones:

1. Hervir las zanahorias con agua en una olla grande
2. Escurrir después de 15 minutos, y cocinar al vapor durante 2 minutos.
3. Incorporar el azúcar y servir cuando esté bien mezclado.

Nutrición:

402 Calorías

23.3g Grasa; 1.4g Proteína

97. Cerezas Frescas

Dificultad: Nivel intermedio
Tiempo de Preparación: 10 minutos
Tiempo de Cocción: 10 minutos
Porciones: 2
Tamaño/Porción: 2 onzas
Ingredientes:

- Miel, 1 cucharada
- Almendras, 1 cucharada, trituradas
- Cerezas, 12 onzas

Instrucciones:

1. Precalentar el horno a 350F, y durante 5 minutos, hornear las cerezas.
2. Bañarlas con miel y servirlas con almendras por encima.

Nutrición:

448 Calorías

36.4g Grasa

3.5g Proteína

98. Postre de Durazno con Leche

Dificultad: Nivel intermedio
Tiempo de Preparación: 15 minutos
Tiempo de Cocción: 10 minutos
Porciones: 2
Tamaño/Porción: 1 taza

Ingredientes:

- Durazno, 1 fresco, pelado y cortado en rodajas
- Azúcar morena, 1 cucharadita
- Leche, 1 cucharada

Instrucciones:

1. Preparar una fuente de horno con una capa de duraznos y mezclar con la leche.
2. Cubrir los duraznos con azúcar, y hornear a 350F por 5 minutos.

Nutrición:

366 Calorías

22.5g Grasa; 1.9g Proteína

99. Secciones de Cítricos

Dificultad: Nivel intermedio

Tiempo de Preparación: 20 minutos

Tiempo de Cocción: 5 minutos

Porciones: 2

Tamaño/Porción: 2 secciones

Ingredientes:

- Pomelo, 1, pelado y seccionado
- Piña, ½ taza, en trozos
- Naranjas, 1 pequeña, cortada en trozos
- Azúcar morena, ½ cucharada
- Mantequilla baja en grasa y sin sal, ½ cucharadita, derretida

Instrucciones:

1. Precalentar una bandeja de horno a 350F.
2. Colocar las frutas en la bandeja, y cubrir con la azúcar morena, mezclada con la mantequilla, y hornear durante 5 minutos.
3. Pasar a una bandeja.

Nutrición:

279 Calorías

5.9g Grasa

2.2g Proteína

100. Manzanas para Después de Comer

Dificultad: Nivel intermedio
Tiempo de Preparación: 15 minutos
Tiempo de Cocción: 25 minutos
Porciones: 2
Tamaño/Porción: 1 pieza
Ingredientes:

- Manzana, 1 entera, cortada en trozos
- Trozos de piña, ½ taza
- Uvas, sin semillas, ½ taza
- Jugo de naranja, ¼ taza
- Canela, ¼ de cucharadita

Instrucciones:

1. Precalentar el horno a 350F.
2. Añadir todas las frutas a una fuente de horno.
3. Rociar con el jugo de naranja y espolvorear con canela.
4. Hornear durante 25 minutos y servir caliente.

Nutrición:
124 Calorías
3.2g Grasa
0.8g Proteína

101. Bocados Cálidos de Frutos Secos

Dificultad: Nivel intermedio
Tiempo de Preparación: 10 minutos
Tiempo de Cocción: 20 minutos
Porciones: 2
Tamaño/Porción 2 bocados
Ingredientes:

- Miel, 4 cucharadas
- Almendras, 2 tazas
- Aceite de almendras, 1 cucharada

Instrucciones:

1. Colocar las almendras enteras en una bandeja para hornear.

2. Hornear durante 15 minutos a 350F.
3. Dar la vuelta a la mitad y pasar las almendras por la miel.
4. Servir.

Nutrición:
268 Calorías
19.7g Grasa
7.6g Proteína

102. Brotes Salpicados

Dificultad: Nivel intermedio
Tiempo de Preparación: 12 minutos
Tiempo de Cocción: 10 minutos
Porciones: 2
Tamaño/Porción: 4 onzas
Ingredientes:

- Coles de bruselas, 16 onzas
- Miel, 4 cucharadas
- Pasas y nueces trituradas, 6 cucharadas

Instrucciones:

1. Hervir agua en una olla.
2. Añadir los brotes y cocinar durante 10 minutos hasta que estén blandos.
3. Barnizar los brotes con miel y cubrirlos bien. Añadir las nueces y las pasas.

Nutrición:
221 Calorías
15.1g Grasa
5.3g Proteína

103. Pecanas y Queso

Dificultad: Nivel intermedio
Tiempo de Preparación: 20 minutos
Tiempo de Cocción: 0 minutos
Porciones: 2
Tamaño/Porción: 3 onzas
Ingredientes:

- Canela molida, 1 cucharadita

- Queso feta, 4 onzas
- Pecanas, finamente picadas, 2 onzas
- Miel, 2 cucharadas
- Romero fresco, 2 ramitas, picado

Instrucciones:

1. Hacer bolitas con el queso.
2. Triturar las nueces y colocarlas en un tazón poco profundo con la canela.
3. Pasar el queso por las nueces y la canela.
4. Rociar las bolas con miel.
5. Servir con romero por encima.

Nutrición:

234 Calorías
18.6g Grasa
7.5g Proteína

CPSIA information can be obtained
at www.ICGtesting.com
Printed in the USA
BVHW091715250521
608095BV00004B/1112